15초 척추체조로
모든 통증을 없앤다

15BYO SEBONE TAISO DE FUCHO GA NAORU-KOSHI KATA ATAMA ME ICHO GA SUKKIRI!

Copyright Matsuoka Hiroko

All rights reserved.

Original Japanese edition published in 2017 by SAKURASHA Publishing Co.,Ltd.Japan.

Korean translation rights arranged with SAKURASHA Publishing Co.,Ltd. Japan.

and JEONGJINLIFE, INC, Korea through PLS Agency, Seoul.

Korean translation edition 2018 by JEONGJINLIFE, INC, Korea.

이 책의 한국어판 저작권은 PLS 에이전시를 통한 저작권자와의 독점 계약으로 정진라이프에 있습니다. 신저작권법에 의하여 한국어판의 저작권 보호를 받는 서적이므로 무단 전재와 복제를 금합니다.

> 허리, 어깨, 머리, 눈, 위장까지 한번에 시원하게!

15초
척추체조로
모든 통증을 없앤다

| 마츠오카 히로꼬 지음 · 조은아 옮김 |

정진 *Life*

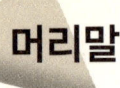

머리말

척추가 가장 중요하다!

나를 찾아오는 환자들의 증상은 다양하다.

허리가 아픈 환자, 어깨가 아픈 환자, 목이 아픈 환자, 무릎이 아픈 환자, 사람들 많은 장소에 있으면 숨쉬기 어려워서 대중교통을 이용하기 어렵다고 하는 환자, 암을 고치고 싶은 환자, 당뇨병을 고치고 싶은 환자, 임신을 원하는 환자, 자궁내막증 치료를 원하는 환자들이 있다.

정말 다양한 증상을 가진 환자들이 찾아온다.

이런 환자들은 왜 종합병원에 가서 전문의들에게 진찰을 받지 않고 나를 찾아오는 것일까? 그 이유는 나의 치료법이 다양한 증상의 병을 낫게 하기 때문이다.

내 치료법은 일본에서 개발된 것으로 신체균정법身體均整法이라는 수기요법이다. 몸 상태를 관찰한 후 손으로 문지르고 주물러 비뚤어진 척추를 바르게 펴서 몸의 균형을 유지하게 하는 치료법인데, 이것만으로 통증을 크게 완화시킬 수 있다.

염증을 일으키는 부위의 근육과 관절을 잘 마사지해 주

기만 해도 허리, 어깨, 목의 통증이 완화된다는 이야기를 들어봤을 것이다.

호흡곤란을 일으키는 공황장애와 같은 심리불안 증상은 척추가 올바르지 못하면 나타나는 현상이다. 이때 딱딱하게 굳어진 척추를 부드럽게 풀어주면 금세 호흡이 좋아질 수 있다.

또한 체력이 떨어지거나 음식을 먹었을 때 메슥거리는 증상 역시 척추상태가 좋지 않기 때문에 나타나는 현상이다.

모든 병에는 병의 증상과 일치하는 특유의 척추 모양이 있다. 척추 모양을 보면 어떤 병이 있는지 알 수 있고, 척추 모양을 바르게 하면 모든 병을 치료할 수 있다.

그런데 최근 몇 년 동안 척추의 자연스런 굴곡이 없어진 사람이 늘고 있다. 제1장에서 자세히 설명하겠지만 척추는 일자로 곧게 뻗은 상태가 좋다고 생각하는 사람들이 많다. 사실은 그렇지 않다. 좋은 척추는 S자의 모양과 같이 자연스럽고 완만하게 굽어 있다. 그런데 이렇게 중요한 척추의 만곡彎曲이 없어지고 있는 것이다. 척추는 하늘거리는 버들가지처럼 유연하게 몸을 움직일 수 있게 하고, 무거운 머리를 지탱할 수 있게 하며, 인간의 2족 보행을 가능하게 한다. 그런 척추의 만곡이 줄어들고 있는데 이것 역시 현대병이라고 할 수 있다.

TV 시청을 비롯해 컴퓨터, 스마트폰 사용 등, 눈에 부담을 주는 일과 오염된 공기, 너무 바쁜 일상으로 인한 심한 스트레스 때문에 척추만곡이 사라지고 있는 것이다.

반대로 척추가 너무 굽은 새우등을 가진 사람들도 많이 나타나고 있다. 이런 증상은 어깨 결림을 초래한다.

나는 매일 다양한 통증을 가진 사람들의 척추를 만지며 휘어진 척추뼈 하나하나를 고쳐 척추의 만곡을 바르게 한다. 그러나 사람의 몸이란 나빴을 때의 형태를 잘 기억하기 때문에, 방치해두면 또 다시 치료 전의 상태로 돌아가버린다. 이런 나쁜 습관을 고치기 위해서는 치료하고자 하는 의지가 중요하다.

내가 행하고 있는 신체균정법은 척추만곡을 스스로 바르게 할 수 있도록 도와준다. 그 방법이 바로 '15초 척추체조'이다.

하루에 2회, 단 15초면 된다. 이를 계속하면 통증은 사라지고 건강과 젊음을 유지할 수 있다.

척추야말로 인체에서 가장 중요한 중심축이라고 할 수 있다. 척추는 운동계, 신경계, 면역계, 혈류 등 모든 부분의 중심이 된다. 이 척추의 기능을 훌륭하게 발휘할 수 있도록 하는 것이 척추의 자연스러운 만곡이다.

올바른 척추만곡을 만들어주는 평생 가는 이 '척추체조'를 항상 '습관'처럼 몸에 익혀, 신체에 해를 주는 '나쁜 버릇'을 고치길 바란다.

그리고 현재 자신의 신체적 약점을 보강하고, 한층 더 효과를 낼 수 있는 체조를 소개하려고 하니 이 역시 매일 실천하길 바란다.

마츠오카 히로꼬

차 례

머리말 — 척추가 가장 중요하다 / 4

제1장 불편함과 병은 척추에서 생겨나고 척추에서 없어진다

- **이상적인 척추**
  S자의 비밀 / 16
- **순환 잘 되는 몸 만드는 법**
  순환의 근원 찾기 / 20
- **전신을 관리하는 척추**
  신경지도 보기 / 23
- **감기에 걸리면 척추가 굽어지고 나으면 펴진다**
  병 특유의 척추 상태 알기 / 25
  눈을 혹사시키면 생기는 증상 / 26
  식습관에도 미치는 영향 / 27
  바르게 앉지 못하는 사람의 척추 / 29
- **새우등에도 유형이 있다**
  자신도 모르는 거북목 / 31

새우등은 위장에 부담 / 34

척추가 곧게 뻗어 있으면 정신이 피로해진다 / 34

● **노화로 굽은 허리를 간단하게 고치는 법**

노화는 척추에서 시작된다 / 36

치매에 걸리지 않는 바른 척추 / 37

불도그 같은 얼굴이 되지 않기 위해서는 / 39

● **좋은 척추를 얻기 위해서는**

자신의 틀어진 신체 알기 / 41

천골(엉덩이뼈)을 유연하게 하는 방법 / 44

● **유연한 척추를 갖자**

척추가 사람의 축을 만든다 / 46

몸의 중심축이 생기면 외모도 좋아진다 / 47

척추를 통한 건강 체크 / 48

척추가 딱딱한 사람이 주의해야 할 것 / 49

15초 척추체조의 만능효과

- **단 15초만으로 바른 척추를 만드는 체조**
  몸은 바르게 펴지길 원하고 있다 / 52
  이 체조가 효과적인 이유 / 56
- **바르게 교정되어가는 몸의 변화를 즐기자**
  하루에 2번, 상쾌함을 맛보자 / 57
  고개를 앞으로 숙이는 것이 편한 사람 / 59
  고개를 뒤로 젖히는 것이 편한 사람 / 60
  병이 찾아오지 못하는 몸을 만들자 / 61
  S자 만곡이 생기면 좋은 점 / 61
- **우리는 매일 15초 척추체조를 한다**
  만성 허리통증이 될 것 같아 무섭다 / 63
  어깨 결림이 계속되어 너무 아프다 / 65
  무릎통증 때문에 오래 걸을 수가 없다 / 67
  약한 위와 위 통증이 고민이다 / 70
  부종체질이 개선되지 않는다 / 72
  변비 증세로 쉽게 피곤해진다 / 75
  만성피로에 시달린다 / 77

몸이 틀어져 한쪽 발이 올라가지 않는다 / 80
- **척추를 더 좋게 만들어주는 보조 체조**
  15초 척추체조를 더 강화시켜주는 체조 / 82
- **척추 앞뒤 움직임이 좋아지는 좌골 굴리기 체조**
  녹슨 골반에 딱이다 / 84
- **척추를 부드럽게 해주는 흉추 11번 체조**
  헤엄치는 물고기를 떠올려라 / 87
- **좌우 균형을 맞추는 천골 때리기 체조**
  어깨 결림이 해소된다 / 91
- **척추근육을 강화시키는 수평 균형잡기 체조**
  속근육을 만들어주는 체조 / 94
- **넘어지지 않는 근육을 만들어주는 와이드 스쿼트 체조**
  하반신의 근력이 강해진다 / 99
- **고관절을 강화시키는 다리 흔들기 체조**
  근육운동의 효과 / 102

제3장 아픈 통증이 사라지는 15초 척추체조

- **통증을 없애는 비결**
  대부분의 통증은 원인불명이다 / 108
  복잡하게 엉켜 있는 우리 몸 / 109
  통증의 미로에서 빠져나오는 지름길 / 110
- **요통을 고치는 15초 척추체조**
  20도의 각도 문제 / 111
  통증이 느껴지지 않는 방법 / 112
- **어깨 결림과 목 결림을 치료하는 15초 척추체조**
  한쪽으로 긴장되어 있는 우리 몸 / 114
  아무리 주물러봤자 낫지 않는다 / 115
- **두통을 고치는 15초 척추체조**
  편두통인가 스트레스성 두통인가 / 117
  생각지도 못한 두통의 근원지 / 118
- **무릎통증을 없애는 15초 척추체조**
  무릎은 왜 고치기 어려운가 / 120
  골반에 있는 천장관절이 중요하다 / 121
- **눈을 좋게 하는 15초 척추체조**
  손발 움직임은 눈도 좋아지게 한다 / 124

제4장 **늙지 않는 몸을 만드는 15초 척추체조**

- **움직이지 않는 척추뼈가 3개 있으면 병이 된다**
  척추는 매일 체조하라고 말하고 있다 / 126
  움직이니까 사람이다 / 128
- **혈압과 내장의 고장을 고치는 15초 척추체조**
  성큼성큼 걸을 수 없게 된다면 / 130
  소화기관이 안 좋은 사람들에게 / 131
- **눈과 귀 그리고 마음을 고쳐주는 15초 척추체조**
  노안 대책에도 효과 / 133
  이명을 없애기 위해서는 / 134
  미각장애에도 큰 효과 / 134
  어지럼증이 사라진다 / 135
  목 관련 질환 고치기 / 136
  신장염과 방광염 고치기 / 136
  생식기 질환을 치료하려면 / 137
  생리통 약을 의지하지 않는다 / 138
  정신적으로 힘들 때 제일 필요한 운동 / 138

- **젊은 몸을 유지하자**

  이게 나라고? / 140

  고급화장품 이상의 효과 / 141

- **고집이 세진 것 같다고 느껴진다면**

  더 이상 마음이 설레지 않는다 / 143

  머리가 피로해지는 이유 / 144

- **우유부단한 것 같다고 느낀다면**

  낮잠의 경고 / 146

  치매 징후 / 147

- **척추 힘으로 젊음을 되찾자**

  얼굴 주름은 이제 안녕 / 148

  척추를 통해 달라지는 얼굴 / 149

  하체 비만은 NG / 150

  체중이 줄지 않는 이유 / 151

- **새우등에 어울리는 옷은 없다**

  자세를 보면 나이가 보인다 / 152

  무릎 간격을 체크하자 / 153

  스무 살의 배꼽 위치는 허리 라인에 있다 / 153

제 **1** 장

불편함과 병은
척추에서 생겨나고
척추에서 없어진다

이상적인 척추

S자의 비밀

우리가 이야기를 하거나 책을 읽거나 할 수 있는 것은 신체 중 어떤 부분의 도움으로 가능한 것일까? 뇌의 도움 때문일까? 그렇지 않다. 뇌 이전에 **척추 덕분에 가능**하며 척추는 숨겨진 공로자라 할 수 있다.

척추가 매우 중요하다는 것을 잘 알고 있는 사람이 과연 몇 명이나 있을까? 척추는 몸 상태를 뇌에 전달해주는 커다란 연결관이다. 그리고 신경은 신체 구석구석을 망라해 연결되어 있다. 또한 신경은 내장 구석구석까지도 연결되어 있다. 그 신경은 각각의 신체 부위에서 척수를 타고 뇌신경에 도달한다. 그러면 우리는 아프다거나 덥다거나 괴롭다는 것을 인지하게 된다.

몸 상태는 뇌에서 감지하는데 그 연결통로가 척추이다. 그리고 손으로 만졌을 때 느껴지는 척추 상태가 곧 신체의 상태를 알려준다.

척추는 일자로 곧게 뻗어 있는 상태가 가장 좋다고 오해하는 경우가 있다. 하지만 **완만하게 기울어진 자연스런 S자 형태를 하고 있는 척추가 가장 건강한 모습이다.**

왜 그런 것일까?

척추는 인류가 4족 보행에서 2족 보행을 하게 되었을 때 지금과 같은 모양을 갖추게 되었다. 이러한 척추의 형성은 다른 동물들과 구별되는 '인간'의 탄생을 알린 신호탄이었다. 그 뒤 인간의 몸은 2족 보행에 알맞게 척추, 골반과 어깨뼈가 변형되면서 달리기 쉬운 발과 집기 쉬운 손을 갖추게 되었다. 그러나 무엇보다 2족 보행으로 인한 제일 큰 특징은 인간이 뇌를 얻게 된 것이었다.

4족 보행으로는 뇌가 발달하는 데 한계가 있다. 뇌를 지탱해주는 목이 무거움을 버티지 못하기 때문이다. 2족 보행일 때는 척추 전체로 균형을 맞추기 때문에 지탱이 가능하다. 7개의 목뼈가 아닌 24개의 척추뼈로 지구의 중력에 대한 균형을 유지하는 덕분이다. 이렇게 무거운 것도 지탱할 수 있게 되면서 뇌는 커졌다.

뇌가 커지게 되면서 인간은 다른 동물들과는 다른 특별한 존재로 발달해왔다. 이렇게 인간이 뇌를 가질 수 있던 것은 무엇의 도움 때문일까?

무거운 뇌를 지탱하기 위해 전체적인 균형을 잡으려 노

력하는 척추의 미묘한 움직임 덕분이다.

마치 일어선 뱀과 같이 쓰러지지도 않고 기울어지지도 않으며 균형을 유지하기 위한 이 움직임이 S자의 모습처

이상적 척추

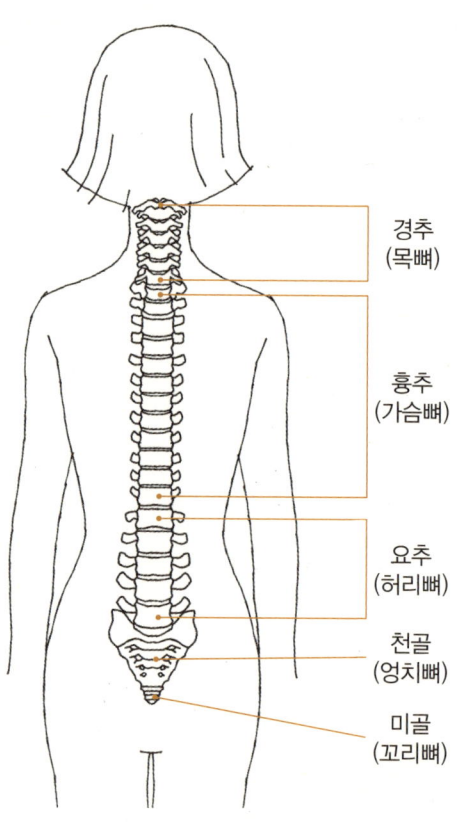

사람의 몸에 있는 뼈는 전부 약 200개. 그중에서 척추는 24개의 뼈를 가지고 있다.

척추뼈가 블록처럼 쌓이면서 척추를 형성한다.

각 척추뼈에는 뼈 사이를 이어주는 연골이 있는데 이 연골이 쿠션 역할을 해준다.

뒤에서 봤을 때 척추는 바르게 곧아 있다.

경추 (목뼈)
흉추 (가슴뼈)
요추 (허리뼈)
천골 (엉치뼈)
미골 (꼬리뼈)

럼 자연스럽게 기울어진 척추만곡을 만든 것이다.

여러분의 척추는 어떠한가? 최근 척추가 딱딱해지지는 않았는가?

S자 척추만곡

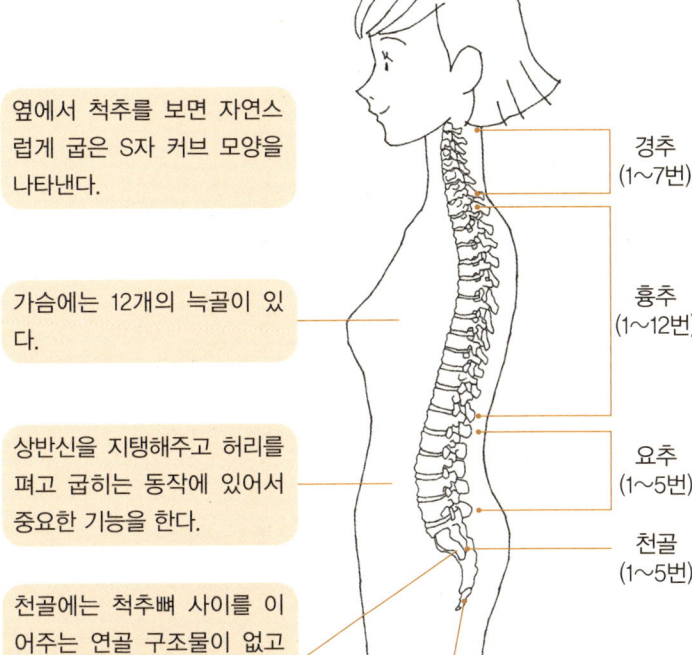

옆에서 척추를 보면 자연스럽게 굽은 S자 커브 모양을 나타낸다.

가슴에는 12개의 늑골이 있다.

상반신을 지탱해주고 허리를 펴고 굽히는 동작에 있어서 중요한 기능을 한다.

천골에는 척추뼈 사이를 이어주는 연골 구조물이 없고 척추 5개의 뼈가 합쳐져 하나로 뭉쳐 있다.

경추 (1~7번)

흉추 (1~12번)

요추 (1~5번)

천골 (1~5번)

미골

순환 잘 되는 몸 만드는 법

순환의 근원 찾기

주변을 둘러보면 어깨에 힘을 주고 으스대는 사람이 있을 것이다. 그런 사람과 장시간 대면하고 있으면 어떻게 될까? 아마도 머리가 지끈지끈 아파오거나 어깨가 뻐근해질 것이다. 모임이나 미팅에 그런 사람이 나오면 정말이지 그날은 무척 힘들 것이다.

장시간 컴퓨터 모니터를 바라보며 숨을 죽이고 일을 하게 되면 머리뿐 아니라 어깨와 등도 뻐근해진다. 허리도 잘 펴지지 않을 것이다. 그리고 머리가 피곤해지면 몸 전체의 유연성도 떨어진다.

천골은 척추에 연결되는 골반 중심에 있는 뼈를 지칭한다. 그리고 뇌를 감싸고 있는 경막의 막은 척추 안을 통과해 허리에 있는 천골에까지 뻗어 있다. 따라서 후두부와 엉덩이의 움직임에는 깊은 관계가 있는 것을 알 수 있다. **머리가 딱딱하게 굳어 있는 사람은 허리도 딱딱하다**

고 하는 말도 이 때문이라고 볼 수 있다.

척추 안에는 뇌척수액腦脊髓液이라는 뇌와 척수에 존재하는 무색투명한 액체가 지나다니는데, 이 액체는 뇌압을 안정시켜 중추신경을 보호하는 중요한 역할을 담당하고 있다.

척추의 움직임이 나쁘면 이 뇌척수액이라는 액체의 생성이나 흐름에 해를 입히게 된다. 왠지 모르게 피곤하다거나 나른하다는 증상과 함께 몸의 저항력이 떨어졌다고 느끼게 되는 것도 이 때문이다.

이렇게 척추의 움직임은 면역기능에까지 영향을 미친다.

한편, 단순작업을 하는 행위가 마음의 고통을 없애준다고 알려져 있다.

아무 생각 없이 걸레질하기, 설거지하기, 반짝반짝 빛날 때까지 화장실 청소하기 등 무슨 종류든 상관없으니 아무 생각도 하지 않고 그저 계속해서 몸을 움직이면 몸의 순환이 좋아질 수 있기 때문이다.

이처럼 몸의 흐름이 정체되지 않고 순환하는 것은 매우 중요한 일이다.

발목을 돌리는 작은 움직임만으로도 우리 몸의 주변은 파문이 일어나 그 영향력이 몸 안에 널리널리 퍼지는 것이다.

그리고 그런 근육의 작은 움직임을 기점으로 림프와 혈액이 몸 안을 순환하기 시작한다. **순환은 신체에서 제일 중요한 기능이다.**

결국 발목의 작은 움직임이 돌고 돌아 척추의 움직임을 만들어 머리를 편안하게 해주는 것이다. 이렇게 신체 리듬이 회복되어 밤낮의 감각, 식욕, 배변과 같은 단순한 생리적 기능이 돌아오면 신경은 한층 더 편안해진다.

이러한 순환의 근원이 되는 것이 바로 S자 척추만곡을 만드는 일이다.

전신을 관리하는 척추

신경지도 보기

척수신경은 척추 뼈대를 따라 분포하며 척추를 형성하고 있는 각 척추뼈 사이에서 뻗어나온다. 신체의 모든 부분에는 각 역할이 있는데 척수신경은 바로 이 뻗어나오는 뿌리를 통해 척추와 연결되어 그 기능을 담당하고 있다.

모든 척수신경은 각 척추뼈에 따라 그 연관성이 각기 다르므로 번호로 구분된다.

다음 그림은 그 번호와 각 담당을 나타낸 **피부 분절** Dermatome이다.

척수신경에는 피부의 감각신경과 근육의 운동신경이 포함되는데 그 구성은 경추신경(8쌍), 흉추신경(12쌍), 요추신경(5쌍), 천골신경(5쌍), 미골신경(1쌍)으로 되어 있다. 이렇게 온몸의 피부 감각은 하나도 빠지지 않고 재빠르게 모두 뇌로 전달되어 근육운동에 영향을 주는 것이다. 이처럼 척추는 매우 중요하다.

피부 분절(Dermatome)

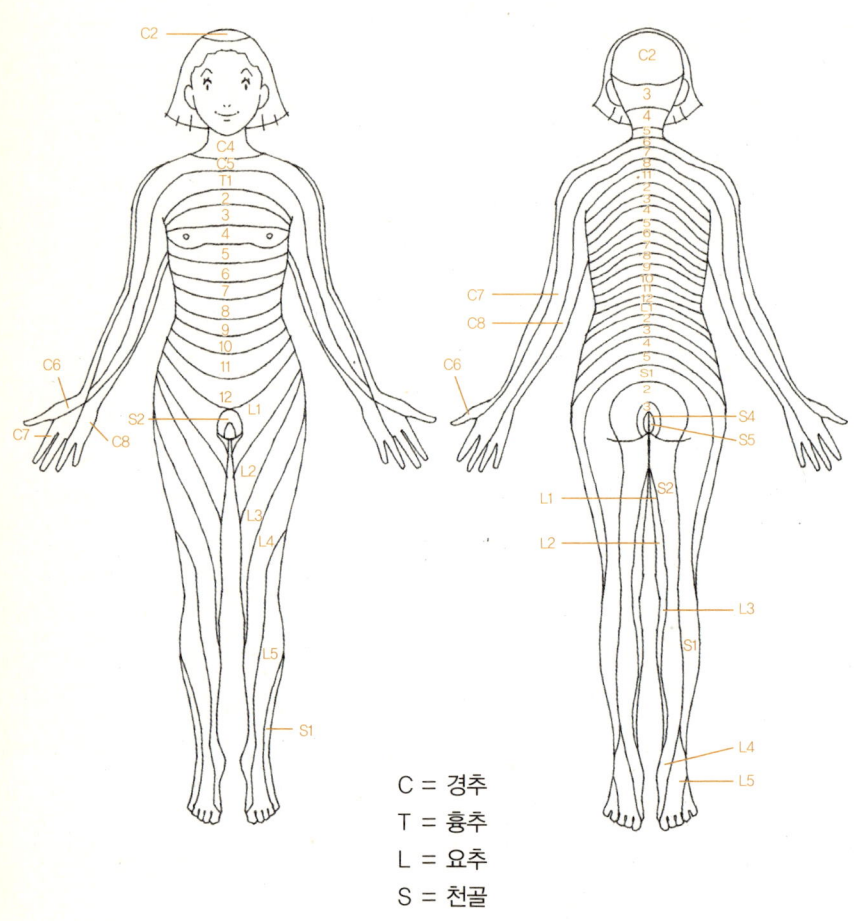

C = 경추
T = 흉추
L = 요추
S = 천골

감기에 걸리면 척추가 굽어지고 나으면 펴진다

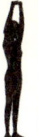

병 특유의 척추 상태 알기

감기에 걸리면 고열로 인해 음식이 목에 넘어가지 못하고 몸이 아파서 허리를 펴고 제대로 걷기 힘들다. 복통 역시 등허리를 펴기 쉽지 않다. 허리가 아픈 사람의 경우 또한 허리에 최대한 무리가 가지 않도록 허리를 숙이며 조심히 걷는다. 허리가 아픈 사람 중에서도 그 부위가 상부 요추인지, 하부 요추인지에 따라 걸음걸이가 다르다.

이처럼 우리 몸이 병에 걸리면 그 병 특유의 자세가 만들어진다.

신체균정법은 다양한 병과 그에 따른 특유의 자세가 갖는 관계성에 대해 자세히 다루고 있다.

유리창이나 거울에 비친 자신의 모습이 다음과 같다면 주의를 기울여야 한다.

고혈압이 있는 사람은 오른쪽 어깨가 올라가 있으며 뒷목과 그 아래 등 부분이 뭉쳐 있다. 그리고 당뇨병이 있는 사람은 왼쪽 어깨가 올라가 있으며 견갑골이 새우처럼 말려 있다.

신체균정법 치료를 통해 위와 같은 병이 갖는 특유의 자세를 본래의 건강한 자세로 교정함으로써 병세를 호전시킬 수 있다.

신체를 부분적으로 보지 않고 전체적으로 보면서 최종적으로 고통을 없애는 것이 중요하다. 이 책에서 다루고 있는 '15초 척추체조' 역시 같은 목표를 지향하고 있다.

무엇보다 제일 중요한 것은 완만하고 자연스럽게 굽은 S자 척추만곡을 만드는 일이다. 이런 만곡이 없으면 척추 본래의 역할을 되찾을 수 없다.

눈을 혹사시키면 생기는 증상

요즘 같은 생활습관에 있어서 척추만곡 형성에 제일 큰 영향을 주는 것은 '눈'이다. 척추와 머리는 서로 연동되어 있다. **눈의 피로가 척추 주변 근육에 전달돼 척추가 긴장되거나 이완되는 것이다.**

다음은 나를 찾아왔던 환자의 이야기이다.

"최근 전자책 읽기에 빠져서 출근길에 스마트폰, 회사에서는 컴퓨터 모니터, 또 퇴근길에 스마트폰 그리고 집에 와서는 컴퓨터 모니터로 읽고 있어요. 생각해 보면 화장실 갈 때와 목욕할 때, 밥 먹을 때를 제외하고는 계속 화면만 보고 있는 것 같아요. 편도 1시간 반이나 걸리는 출퇴근길이 지루하지 않은 건 좋은데 건강에는 나쁘겠죠?"

확실히 척추는 딱딱하고 등과 목도 굳어 있었다. 이 환자의 병명은 심한 두통이었다.

눈을 혹사시키지 않는 것이 무엇보다 중요하다.

식습관에도 미치는 영향

다음으로 식습관에 관해서 얘기해 보자. 척추는 언제 무엇을 먹었는지에 따라서도 영향을 받는다. 늦은 밤에 음식을 먹지는 않는가? 저녁밥을 먹는 시간이 밤 9시나 10시로 습관화되어 있다면 꼭 개선해야 한다.

위에 부담이 된 상태로 소화하려고 하면 척추측만이 일어난다. 흉추의 5번부터 12번의 왼쪽 부분이 위로 올라가는 것이다. **늦은 시간에 음식을 먹으면 척추가 크게 휘어진 상태로 잠들게 된다. 이렇게 되면 크게 휘어진 형태**

로 척추가 굳어지게 되는 것이다.

정말 어쩔 수 없이 밤늦은 시간에 먹어야 한다면 잠자기 전의 식사 양을 줄이는 것이 좋다.

한편 무슨 음식을 먹는지도 중요하다.

지방을 너무 많이 섭취하면 척추뼈 사이사이에도 지방이 낀다.

설마라고 생각하겠지만 내가 직접 본 경험담이다.

매일 나는 손으로 수없이 많은 척추뼈를 만진다. 척추뼈 사이사이를 눌러보면 다양한 몸의 상태를 알 수 있다. 매달 정기적으로 내원하는 환자의 척추는 작은 변화라도 금방 보인다. 피마자 식물로 만든 식용유 다이어트가 유행했을 때는 척추뼈 사이에 젤리 같은 지방층이 생겨났었다.

이처럼 무슨 음식을 먹는지에 따라 척추 상태는 달라진다.

좋은 음식은 좋은 척추만곡을 만든다. 그렇다면 좋은 음식이란 무엇일까?

농촌에서 직접 키운 야채로 직접 음식을 만들어 먹는 가족의 척추는 전원 모두 유연하다. 허리가 아프거나 감기에 걸리거나 피로가 쌓여도 척추 교정을 하면 부러울 정도로 금방 회복된다.

누구나가 위와 같은 환경에서 생활할 수는 없지만 될 수 있는 한 원산지가 분명한 식재료를 구입해 직접 집에서 만들어 먹는 것이 좋다.

바르게 앉지 못하는 사람의 척추

앉는 자세에 관해 얘기해 보자. 평소 의자에 앉을 때 엉덩이를 너무 앞으로 빼고 앉지는 않는가? 다리는 앞으로 쭉 내밀고 의자에서 흘러내릴 것처럼 판다곰같이 구부정하게 앉아 있는 자세 말이다. 전철 탈 때 제일 민폐되는 자세이기도 하다. 아무리 잘생긴 젊은 남자라도 이런 자세로 앉는 사람이라면 사양이다. 결국 척추가 새우등처럼 굽어 인내와 끈기가 없는 성격이 되기 때문이다.

이런 자세를 하는 사람은 학교에서 성적이 나쁘거나 회사에서 힘든 일이 있거나 하면 바로 포기해 버리기 쉽다. 끈기가 없는 것이다.

의자에 올바르게 앉는 법은 무릎을 꿇고 단정하게 앉는 정좌正座 자세를 통해 배울 수 있는데, 요즘은 정좌를 할 기회도 많지 않고 할 수 있는 사람도 적다. 그래서 바닥에 앉을 경우 다리가 금방 저리다거나 무릎이 아프거나 하는 것이다.

골반의 위치를 정확히 몸의 중심축에 고정시키면 정좌 자세를 해도 다리가 저려오지 않는다. 이 상태 그대로 의자에 앉는 연습을 하면 끈기와 인내심이 생기는 바른 자세를 만들 수 있다. 이렇게 골반을 정확히 몸의 중심축에 고정시키려면 척추만곡이 필요하다.

서 있는 자세는 어떠한가? 엉덩이를 뒤로 빼거나 어느 한쪽으로 기울거나 하지는 않는가? 서 있는 자세를 아름답게 하기 위해서도 척추만곡이 필요하다.

'15초 척추체조'로 올바른 자세를 만들어 보자.

새우등에도 유형이 있다

자신도 모르는 거북목

새우등에는 여러 유형이 있는데 목만 굽어 있는 거북목의 경우도 그 하나이다. 목을 앞으로 뺀 자세를 말한다.

척추만곡과 관련된 자세에 관해서는 32~33쪽에서 설명하겠지만 새우등 유형 중에서도 '거북목' 자세는 '척추측만'과 함께 척추만곡이 없기 때문에 나타나는 대표 증상이다.

척추의 가동성이 적으면 척추에 있는 만곡도 적어져서 척추는 일자로 곧게 뻗고 목만 앞으로 굽어지게 된다.

아마 자기 자신은 '거북목'이라는 인식조차 없을 것이다.

이런 자세는 호흡기관에 무리를 주기 때문에 천식에 걸리기 쉽고 심장에 안 좋은 영향을 준다.

'15초 척추체조'를 통해 완만한 S자 만곡을 되찾자.

바른 자세	허리가 휘어진 자세
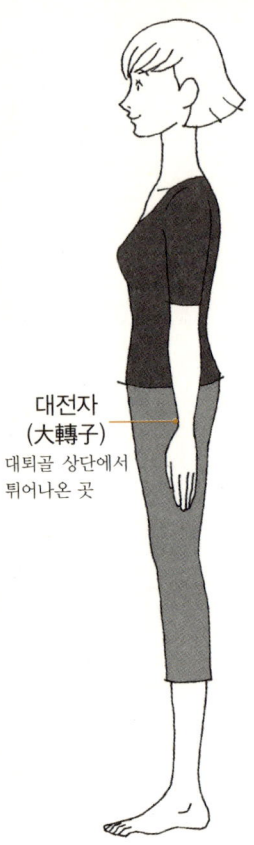	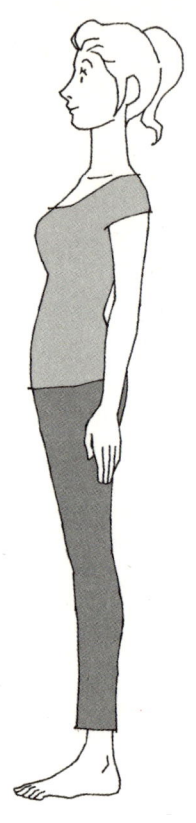
대전자 (大轉子) 대퇴골 상단에서 튀어나온 곳	
귓구멍, 어깨관절 앞면, 대퇴골 대전자, 복사뼈가 일직선이 되어 나란히 서 있는 자세가 올바른 자세이다.	턱을 당기고 가슴을 편 자세. 편평등 또는 플랫백이라고 불린다. 언뜻 보면 좋은 자세처럼 보이지만 척추에 큰 부담을 준다.

새우등 자세

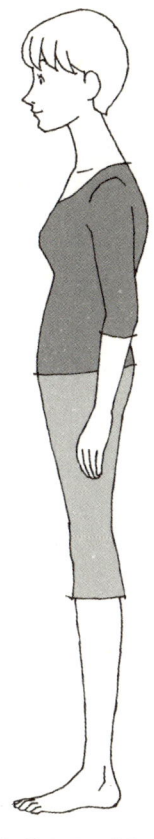

턱이 앞으로 나오고 등이 둥글게 말려 있으며(척추후만), 허리를 앞으로 내밀고 있다(척추전만).

거북목

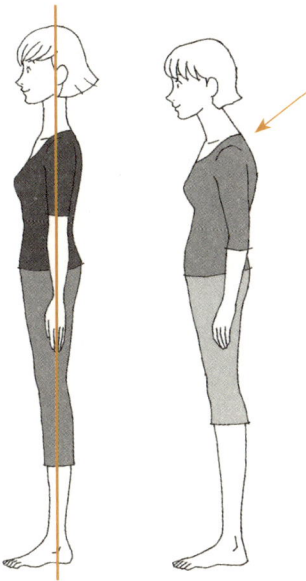

제1장 불편함과 병은 척추에서 생겨나고 척추에서 없어진다

새우등은 위장에 부담

척추가 새우등이면 견갑골의 아래쪽이 둥글게 말려 있는데 이런 자세는 노인에게 많이 보이는 증상이기도 하다. **새우등은 위장에 부담을 주는 자세이다.** 따라서 위 관련 질환을 앓고 있다면 새우등일 확률이 높다.

그리고 골반 내의 근력이 저하하면 위하수胃下垂 증상을 비롯해 내장하수內臟下垂 이상과 여성질환을 유발하는데, 이러한 질환을 가진 사람 역시 척추가 새우등이다. 새우등이기 때문에 오히려 갖가지 질환을 일으킨 거라고 볼 수 있다.

따라서 자신의 자세가 나쁘다고 느껴진다면 '지금의 나쁜 자세가 앞으로 질환의 원인이 될 수 있다.'고 깨닫길 바란다. 또한 자신의 자세가 새우등같이 굽었다거나 주변으로부터 새우등처럼 보인다는 말을 들으면 '노화'가 시작된 거라고 생각하길 바란다.

'15초 척추체조'로 새우등을 교정하자.

척추가 곧게 뻗어 있으면 정신이 피로해진다

S자 만곡이 거의 없는 척추를 언뜻 보면 척추가 일자로

곧게 쭉 뻗어 있어 자세가 좋은 것처럼 보인다. 그러나 척추가 곧게 쭉 뻗어 있는 것은 좋은 현상이 아니다.

척추가 일자로 뻗어 있으면 신경이 내장을 통하지 않고 정신으로 곧장 전달되어 정신이 피곤해지는 것이다.

먼저 운동계부터 살펴보자. 척추에 완만한 만곡이 없으면 척추는 완충재로서의 역할을 다하지 못해 걸음을 걸을 때 다리에서 오는 충격을 완화시키지 못한다. 걸을 때의 충격이 직접적으로 뇌에 전달되는 것이다.

그리고 척추가 너무 곧게 뻗어 있으면 뼈 하나하나를 연결하는 근육이 수축되어 부드러운 움직임이 불가능해진다. 몸을 앞뒤로 구부리는 것이 어려워지고 몸이 뻣뻣해지는 것이다.

따라서 척추가 일자로 뻗어 있으면 요통을 쉽게 느끼고 정서불안과 정신질환에 걸리기 쉽다. 정신질환의 경우에는 합병증으로 요통을 동반하는 비율이 매우 높은데 이것 역시 척추에 원인이 있다.

결과적으로 정신이 피로해지면 허리가 아프다. 척추가 곧게 쭉 뻗어 있어서 생기는 좋은 점은 하나도 없다.

그러나 실망하기에는 이르다. 척추가 딱딱한 사람을 위한 체조가 있으니 '15초 척추체조'로 이상적인 척추만곡을 만들자.

노화로 굽은 허리를 간단하게 고치는 법

노화는 척추에서 시작된다

우리는 아랫배가 나오면 나이 들었다고 생각하기 시작한다. 몸무게는 별다른 변화가 없는데 아랫배가 밑으로 처진다. 특히 옆구리살이 처지는 것을 보면 싫든 좋든 몸이 나이 들었다는 것을 인정할 수밖에 없다.

단체 사진에서 자신의 얼굴을 찾지 못한다거나 얼굴이 커졌다거나 아래턱이 밑으로 늘어졌다거나 하지는 않는가? 이런 증상 전부 척추에 문제가 있기 때문에 나타난다. 척추에 만곡이 없어지고 골반이 앞뒤로 틀어졌거나 했을 때 생기는 현상이다.

그러나 노화라고 포기하지 말고 척추를 바르게 교정하도록 노력하자.

척추만곡 만들기에는 많은 시간과 체력이 필요하지 않다. 괜한 조바심으로 하루에 2시간 동안 운동할 필요도 없다.

척추에 완만한 만곡 만들기만을 목표로 집중해서 운동한다면 쉽게 얻을 수 있을 것이다.

치매에 걸리지 않는 바른 척추

최근 **기억력이 나빠졌다거나 건망증이 많아졌다거나 머릿속이 정리가 안 된다고 느낀다면 척추의 만곡이 안 좋아졌기 때문이다. 그리고 척추 근력도 줄어들었기 때문이다.**

치매는 머리 안의 혈류가 나빠지기 때문에 생긴다.

나이가 들면 후두골과 목뼈를 이어주는 근육이 딱딱해져 움직임이 나빠진다. 고령이 되면 목이 두꺼워져 목과 머리의 경계를 구분하기 어려운데, 뇌로 보내는 혈류도 같이 나빠져 기능도 당연히 떨어진다.

한편, 불혹이 되면 골반은 조금씩 느슨해진다.

골반은 좌우의 무명골(장골, 치골, 좌골)과 천골 그리고 미골 4개로 구성되는데 여기를 지탱하는 근육 힘이 없어져 골반이 앞으로 틀어지고 아랫배에 지방이 쌓이는 것이다. 운동을 한다고 해도 이런 지방은 빠지지 않으며 다이어트를 해도 효과는 없다. 골반 내의 inner muscle(속근육)이 문제이기 때문이다.

대요근과 장골근 그리고 골반저근이 어느새 없어진 것이다. 이런 증상이 바로 노화의 특징이다.

엉덩이가 처졌다거나 팔자주름이 깊어졌다거나 노인 냄새가 나기 시작했다거나 한다면 그 사람의 척추는 새우등처럼 말려 있을 것이다. 또한 척추의 만곡도 심하게 휘어져 있을 것이다.

그러나 척추를 받쳐주는 근육과 골반을 바른 위치로 고정시켜 주는 근육을 단련한다면 노화도 방지할 수 있다.

골반 구조

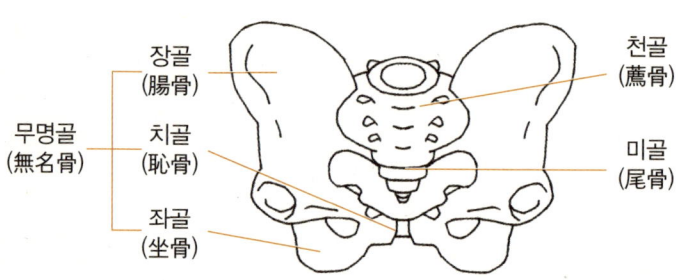

속근육 구조

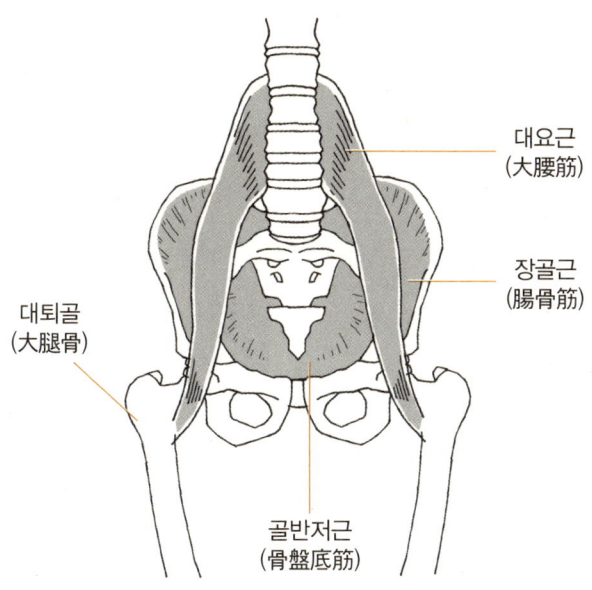

대요근
(大腰筋)

장골근
(腸骨筋)

대퇴골
(大腿骨)

골반저근
(骨盤底筋)

불도그 같은 얼굴이 되지 않기 위해서는

내 얼굴이 왠지 모르게 커진 것 같은 느낌이 든다면 이것 역시 척추가 굽어졌기 때문이다. 장골은 턱 선에 영향을 준다. **척추가 굽어지고 골반이 느슨해지면 양쪽의 장골이 벌어져 얼굴이 커지는 것이다.**

운동을 통해 불도그처럼 크고 처진 얼굴이 되는 것을 예방할 수 있다. 근력이 있으면 척추는 굽지 않기 때문이다.

척추를 바르게 단련시키는 일이야말로 젊음을 유지하는 비결이다. 50살이 넘으면 대부분의 사람은 천골과 척추를 이어주는 요추가 등 쪽으로 살짝 밀려나와 있다.

척추를 지탱해주는 중요한 근육들이 약해졌기 때문이다. 대요근과 다열근(경추에서 골반까지 척추를 지탱해주는 근육) 등의 힘이 없어져 척추를 바른 형태로 유지시켜 주지 못하는 것이다.

운동으로 근력을 키우려고 해도 막연하게 체조를 해서는 큰 효과를 얻지 못한다. 확실한 비법인 '15초 척추체조'로 노화를 방지하자.

좋은 척추를 얻기 위해서는

자신의 틀어진 신체 알기

여기서 척추 진단을 해보도록 하자.

눈을 감고 손을 크게 흔들며 50보 제자리걸음을 해보자. 걸음을 멈춘 뒤 자세를 바로 고치면 체크해 보는 의미가 없으므로 제자리걸음을 다 했으면 그 상태 그대로 서 있어 보자.

이 방법으로 척추의 틀어짐 정도를 알 수 있다.

가로세로 50cm 정도 크기의 종이를 준비해 십자모양으로 중심선을 긋는다.

정중앙에 서서 눈을 감고 제자리걸음을 50회 한다.

골반이 틀어진 정도에 따라 제자리걸음을 멈춘 뒤 서 있는 위치가 정중앙으로부터 어긋나 있을 것이다. 이 어긋난 위치로 신체의 틀어짐 정도를 알 수 있다.

척추 틀어짐 정도를 알아보는 셀프 체크

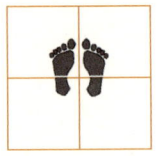

십자선 정중앙에 서서 눈을 감고 50보 제자리걸음을 한다. 손은 크게 흔들고 다리는 높게 든다.

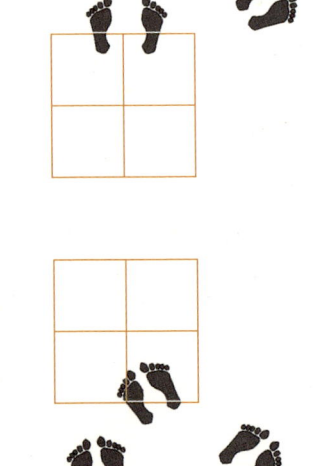

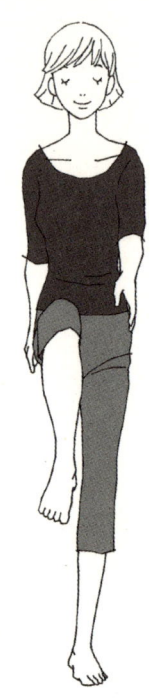

눈을 감고 그 자리에서 제자리걸음.

- 발이 정중앙으로부터 앞쪽에 나와 있다.
  척추는 일자로 뻗어 있고 목뼈만 앞에 나와 있는 연필심과 같은 모양의 상태. 골반이 앞쪽으로 기울어져 있음(골반전방경사)

- 발이 정중앙으로부터 뒤쪽에 놓여 있다.
  새우등, 골반이 뒤쪽으로 기울어져 있음(골반후방경사)

- 발이 정중앙으로부터 오른쪽에 놓여 있다.
  척추가 오른쪽으로 기울어져 있음

- 발이 정중앙으로부터 왼쪽에 놓여 있다.
  척추가 왼쪽으로 기울어져 있음

- 발이 정중앙으로부터 오른쪽으로 돌려 있다.
  척추가 오른쪽으로 틀어져 있음

- 발이 정중앙으로부터 왼쪽으로 돌려 있다.
  척추가 왼쪽으로 틀어져 있음

천골(엉덩이뼈)을 유연하게 하는 방법

척추만곡을 만드는 데 중요한 요소는 천골과 척추를 이어주는 부분의 유연성이다. 어떻게 하면 자신의 엉덩이가 유연한지 알 수 있을까?

방법은 간단하다.

벽에 등을 붙이고 선다. 그런 다음 다리 폭을 30cm 정도 벌린다. 뒤꿈치, 엉덩이, 머리를 모두 벽에 붙이면 허리와 벽 사이에 틈이 생긴다. 천천히 무릎을 구부리며 이 틈을 없애도록 해본다. 이때도 벽에 등을 딱 붙이도록 해야 한다.

잘 되지 않는 사람은 엉덩이가 유연하지 못한 것이다.

그렇다면 움직임이 좋아지도록 다음과 같이 연습해 보자.

허리 전체를 벽에 붙인 상태에서 4초를 세며 무릎을 굽혀 내려가 보자. 이때에도 허리 전체를 벽에 붙여야 한다.

이 동작을 **하루에 10회 반복하면 천골 움직임이 좋아진다.** 하루하루 지날 때마다 완만한 척추만곡이 만들어질 것이다.

천골 움직임을 좋게 해주는 운동

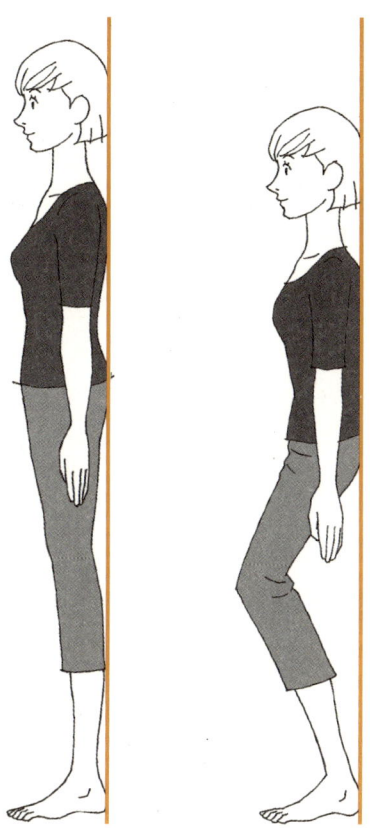

벽에 등을 붙이고 4초를 세며 무릎을 굽히고 다시 4초를 세며 제자리로 돌아온다. 하루에 10회 반복.

유연한 척추를 갖자

척추가 사람의 축을 만든다

요즘 체간体幹이란 말이 주목받고 있다. 운동선수들 사이에서는 체간 운동을 중요하게 생각하는데 체간이 좋으면 실력이 향상된다는 것이다.

운동선수뿐만 아니라 음악가들 사이에서도 마찬가지다. 자세에 따라 음색이 변하고 발성이 좋아진다는 연구가 있기 때문이다.

척추가 바르면 학교 성적 또한 향상된다.

사람은 척추가 안정되면 중심을 잡고 오래 서 있을 수 있다. 그렇게 되면 차분하고 침착해져 선생님 말씀도 잘 들을 수 있는 것이다.

최근 의자에 계속 앉지 못하는 아이들이 늘고 있다. 전철이나 병원 대기실 등에서만 봐도 얌전히 계속 앉아 있는 아이들이 예전에 비해 줄어들었다.

집집마다 다르겠지만 제대로 바르게 앉아서 생활하는

집은 적을 것이다. 한때 일본의 가정문화는 밥을 먹을 때도 무조건 무릎을 꿇고 곧고 바르게 앉는 정좌正座를 해야 했다. 척추에 제일 이상적인 자세였다.

지금은 대부분 의자에 앉아 생활한다. 의자에서 바른 자세로 앉으면 좋겠지만 정좌正座를 알지 못하는 아이들에게 바른 자세를 만들기란 어렵다. 소파에 앉아서 생활하면 바른 자세를 만들 수 없다. 침대에서 누운 상태로 게임을 하는 것이 제일 좋지 못한 자세이다. 척추에 무리를 주기 때문이다.

자세를 좋게 유지하기 위한 별도의 교육이 필요하다고 보인다. 운동선수나 음악가뿐만이 아닌 학교 교육 항목으로도 추가될 필요가 있다.

몸의 중심축이 생기면 외모도 좋아진다

좋은 자세를 가진다는 건 결국 체간体幹이라고 말하는 몸의 중심이 제대로 서 외모도 좋아지는 것이다. 척추가 굽은 사람은 어떤 좋은 옷을 입어도 소용이 없다.

면접을 볼 때도 바르게 서 있는 자세가 중요하다. 등근육을 펴고 바르게 앉아서 대답하면 더 생기 있고 발랄하게 들린다.

결혼식 웨딩드레스를 입을 때 역시 척추가 중요하다. 가슴, 데콜테, 목, 등의 마사지나 피부미용을 받기도 하지만 척추교정을 하면 바로 피부에 광택이 돌면서 목선이 길어진다.

이처럼 척추를 바르게 세우면 림프와 혈액의 흐름까지 좋아지는 것이다.

척추를 통한 건강 체크

최근 척추가 딱딱하지는 않은가? 한 사람을 엎드려 눕게 한 뒤, 양손을 겹쳐 위에서 살짝 눌러보자. 탄력이 있는 부분과 없는 부분이 보일 것이다. 눌러봤을 때 딱딱하면 탄력이 없는 것이다.

혼자서 할 경우에는 똑바로 누운 뒤 양다리를 들어올려서 머리 너머로까지 보낸다. 머리 너머로 보낸 발이 바닥에 닿는다면 척추가 부드러운 것이다.

그 자세에서 천천히 등뼈 하나하나를 움직이며 다리를 원래 위치로 돌려놓는다. 천천히 돌려놓을 수 있는 사람은 척추가 부드럽다.

척추가 딱딱하면 부드럽게 돌려놓지 못한다. 몸이 피곤할 때에도 천천히 돌려놓지 못한다. 몸이 건강해야 다리가 부드럽게 올라가 다시 유연하게 원래의 위치로 돌릴 수 있는 것이다.

이 동작을 하면 고관절이 부드러워져 스트레칭할 때 몸을 한번에 앞으로 구부릴 수 있다. 따라서 스트레칭에 효과적이다. 매일같이 이 동작을 통해 건강진단을 해보자.

척추가 딱딱한 사람이 주의해야 할 것

장시간의 컴퓨터 작업과 스마트폰을 너무 많이 봐 안구피로로 척추가 딱딱해진 사람이 많다. 이럴 경우 시신경의 피로가 직접적으로 뇌로 전달된다.

"누가 머리를 쥐고 흔드는 것 같다."

"누가 머리를 망치로 때리는 것 같다."

이런 무서운 표현이 나올 정도로 두통 증상이 심각하다.

그리고 이런 증상이 있는 사람의 척추는 매우 딱딱하다. 머리가 피로해지면 척추가 피로해지고 결국 눈이 피로해진다. 그리고 눈이 피로해지면 바로 척추의 만곡이 없어진다.

참을 수 없을 정도로 눈이 아픈 이유는 척추에 탄력이 없기 때문이다. 손으로 두개골을 두들겨 '콩콩!' 하고 큰

소리가 난다면 이것 역시 척추에 탄력이 없어서이다.

만약 어떤 사람의 성격이 게으르다 할지라도 그 사람의 척추는 부지런히 제 할 일을 다 하고 있다. 가만히 앉아 있어도 얼굴은 움직이며 책을 읽을 때에도 목은 움직인다. 뭔가를 쓸 데조차 손에 관계되는 척추 부위는 움직인다. 잠잘 때도 몸은 뒤척거리며, 숨을 쉴 때에도 그 호흡에 맞춰 척추가 움직인다.

이렇게 부지런한 척추가 딱딱해져 움직이지 않게 되면 여러 가지 나쁜 영향이 발생된다.

일자목, 위장염, 두통, 허리디스크, 어깨 결림, 어깨뭉침, 호흡곤란, 비만, 요통, 척추관협착증 등 여러 병의 근원이 된다.

'15초 척추체조'를 통해 부드럽고 유연한 척추를 되찾자.

제2장

15초 척추체조의 만능효과

단 15초만으로
바른 척추를 만드는 체조

몸은 바르게 펴지길 원하고 있다

그럼 이제부터 '15초 척추체조'가 무엇인지 소개해 보도록 하겠다.

이 체조의 목적은 **S자 척추만곡을 만드는 것**이다. 몸 전체를 보며 자세를 정비한다. 원래 우리의 몸은 바르게 펴지길 원하고 있다. 그걸 방해하는 나쁜 버릇을 없애는 것만으로도 효과를 낼 수 있다.

근육이 긴장하면 S자 만곡 형성에 방해가 된다. 먼저 이 부분을 간단하게 살펴보자. 척추 부위 근육이 긴장하고 있는지 복부 부위 근육이 긴장하고 있는지 살펴본다. 그리고 긴장하고 있는 부위 쪽 근육을 풀어주는 체조를 한다. 이것만으로도 바른 자세와 S자 만곡을 만들 수 있다.

단 1회 동작만으로 한번에 자세가 펴진다.

체조 순서는 다음과 같다.

■ 15초 척추체조

1. 다리를 허리 폭으로 벌리고 선다. 고개를 아래로 숙이거나 뒤로 젖혀보며 자신에게 편한 방향을 확인한다(발끝은 움직이지 않는다).
   - 고개를 아래로 숙이는 게 편한 사람
     → 손바닥이 위로 향하게 양손을 깍지 낀다.
   - 고개를 뒤로 젖히는 게 편한 사람
     → 손바닥이 아래를 향하게 양손을 깍지 낀다.

2. 1번 동작에 맞춰 양손을 머리 위에서 깍지 낀다. 그리고 숨을 크게 들이마시며 위에서 끌어당긴 것처럼 손을 위로 쭉 치켜 뻗는다. 발뒤꿈치가 바닥에서 살짝 뜰 정도로 몸을 위로 쭉 늘린다.

3. 온몸을 쭉 뻗은 상태에서 그대로 숨을 멈춘다. 그리고 8초 동안 이 자세를 유지한다.

4. 8초 뒤 한번에 숨을 내뱉는다. 마지막으로 깍지 낀 손을 풀고 호흡을 고른다.

1번 동작 1초, 2번 동작 5초, 3번 동작 8초, 4번 동작 1초, 전부 15초이다.

15초 척추체조

1

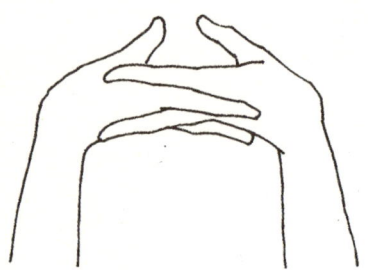

고개를 아래로 숙이는 것이 편한 사람
→ 손바닥이 위로 향하게 양손을 깍지 낀다.

고개를 뒤로 젖히는 것이 편한 사람
→ 손바닥이 아래를 향하게 양손을 깍지 낀다.

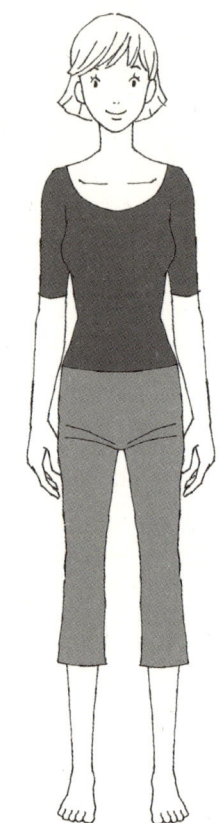

다리를 허리 폭으로 벌리고 선다. 고개를 아래로 숙이거나 뒤로 젖혀보며 자신에게 편한 방향을 확인한다(발끝은 움직이지 않는다). **1초**

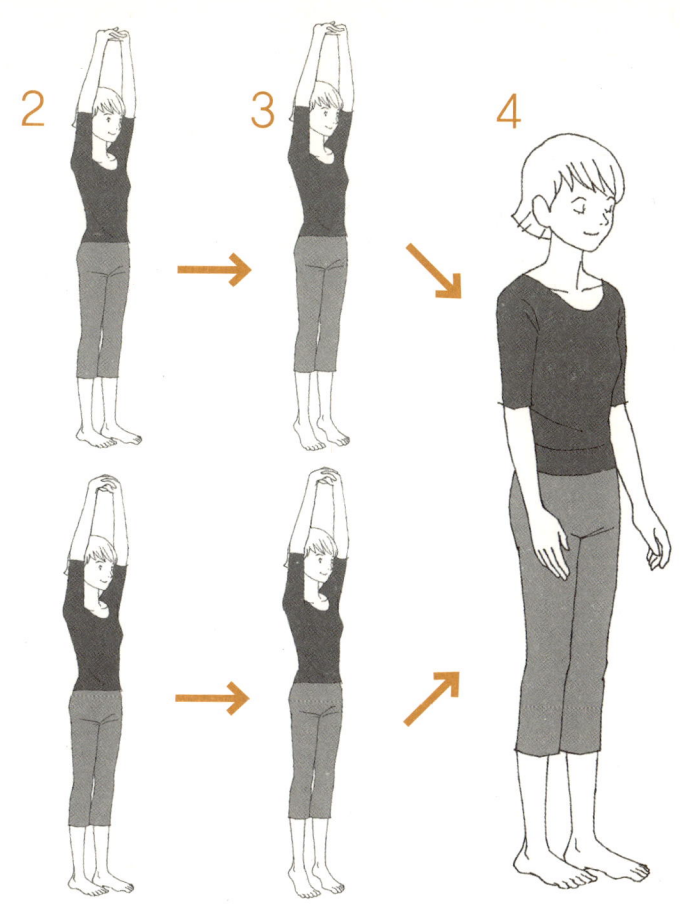

1번 동작에 맞춰 양손을 머리 위에서 깍지 낀다. 그리고 숨을 크게 들이마시며 위에서 끌어당긴 것처럼 손을 위로 쭉 치켜 뻗는다. 발뒤꿈치가 바닥에서 살짝 뜰 정도로 몸을 위로 쭉 늘린다. **5초**

온 몸을 쭉 뻗은 상태에서 그대로 숨을 멈춘다. 그리고 8초 동안 이 자세를 유지한다. **8초**

8초 뒤 한번에 숨을 내뱉는다. 마지막으로 깍지 낀 손을 풀고 호흡을 고른다. **1초**

이 체조가 효과적인 이유

이 체조는 단 15초밖에 걸리지 않는다.

그런데도 척추뿐 아니라 그 주변 부위에까지 미치는 효과가 상당하다. 손과 몸을 쭉 늘리는 동작과 호흡에 그 비결이 있다.

발꿈치를 살짝 든 상태에서 손을 위로 뻗어 몸을 쭉 당기면 늑골의 가동범위가 넓어진다. 그래서 골반과 늑골 균형이 좋아지도록 도와준다. 종아리에서부터 목까지의 근육이 전부 자극되어 척추가 한번에 정렬되는 것이다.

다음으로 호흡에 관해 설명하겠다.

이 체조는 숨을 들이마시며 근육을 긴장시키고 다시 숨을 멈춰 긴장을 극대화시킨다. 그리고 바로 다음 숨을 내뱉는 동시에 근육 긴장을 풀어버린다. **바로 이때 자극이 커져 단 한번에 척추가 바르게 정렬된다.**

이상이 '15초 척추체조'이다.

일하기 전에 이 체조를 해보자. 기분이 좋아질 것이다. 그리고 왠지 모르게 생활에 활력이 생길 것이다.

바르게 교정되어가는 몸의 변화를 즐기자

하루에 2번, 상쾌함을 맛보자

이 체조는 **하루에 2번** 하는 것이 기본이다. 체조하는 시간을 미리 정해 놓는 것이 좋다. 회사에 가기 전과 잠자기 전이라던가 이렇게 습관화하는 것이 중요하다. 처음에는 깜빡하고 체조 시간을 잊어버릴 수도 있다. 아니면 반대로 처음에는 너무 많이 할지도 모른다.

조급해하지 말고 서서히 익숙해지자. 익숙해지고 난 뒤에는 생각날 때마다 틈날 때마다 해보는 것도 좋다. 자연스럽게 횟수를 늘려가는 것이다.

단, 아침에 일어나자마자 하면 현기증이 날 수도 있으므로 이때는 하지 않는 것이 좋다.

다음으로 이 체조를 하면서 힘들었던 동작은 없었는지 살펴보자.

먼저, 양손을 깍지 끼고 위로 올려 당겼을 때 팔이 잘 올라가지 않거나 하지는 않았나?

사십견이나 오십견인 사람은 몸이 딱딱하게 굳어 있기 때문에 동작을 하기 힘들 것이다. 조금씩 몸이 부드러워지도록 평소에 어깨돌리기를 하자.

그리고 몸을 위로 쭉 뻗는 동작을 할 때 몸통이 안정되지 않고 흔들리지는 않았는가?

흔들렸다면 근육이 없어서이다. 허리 주변은 어땠는지 살펴보자. 정좌正座할 때처럼 엉덩이와 허리 주위에 힘이 제대로 들어갔는가?

허리를 의식하면서 몸을 쭉 당기는 연습을 하면 서서히 근육이 붙어 자세가 안정될 것이다.

그러나 무엇보다 중요한 것은 체조할 때의 상쾌한 기분을 맛보는 일이다.

이 체조는 근육을 다지는 운동이 아니라 척추 틀어짐을 고치는 운동이기 때문에 15초만으로도 한번에 교정이 가능하다.

매일 지속하면 척추인대가 강화되어 새우등이나 척추협착증까지도 개선할 수 있다.

더불어 키까지 커지는 효과도 있다. 척추체조가 이렇게 효과적인 이유는 이 체조가 척추에 완만한 S자 만곡을 만들어주기 때문이다. S자 만곡이 생기면 척추의 움직임이 유연해져 충격을 흡수해주는 완충재 기능이 강화된다.

고개를 앞으로 숙이는 것이 편한 사람

이 체조는 동작을 시작하기 전에 먼저 고개를 앞으로 숙이는 것이 편한지 뒤로 젖히는 것이 편한지 체크를 한다. 왜 이런 체크가 필요할까?

고개를 뒤로 젖히기보다 앞으로 숙이는 것이 쉽다고 느껴진다면 척추에 S자 만곡이 없어서이다. 몸 뒤쪽의 근육이 긴장된 상태라 앞으로 숙이는 것이 더 편하기 때문이다.

척추 근육을 부드럽게 하기 위해 양손을 깍지 끼고 손바닥이 천장을 향하도록 하며 위로 쭉 늘린다. 그리고 호흡에 맞춰 긴장을 극대화시킨 다음, 바로 숨을 내뱉어 한 번에 긴장을 풀어준다. 이렇게 하면 근육이 강하게 반응해 한번의 체조만으로도 효과를 얻을 수 있다.

척추에 만곡이 적으면 허리뼈의 움직임이 나빠져 척추관협착증, 허리디스크와 같이 허리가 고장나기 쉽다. 그리고 장의 움직임에도 지장을 줘 변비에 잘 걸리며 고혈압이 되기 쉽다. 또한, 전립선 질환에까지 걸릴 수 있다.

그리고 척추의 세세한 움직임이 나빠지면 목에 악영향

을 주기 때문에 목과 어깨 결림이 만성화된다.

두통, 신경성 위염 역시 만곡이 적어 척추가 유연하지 못해 얻게 되는 질환들이다.

여기에 해당되는 증상은 없는지 살펴보자.

척추체조를 통해 완만한 S자 만곡을 만들어 바른 척추를 갖게 되면 위의 질환들이 한번에 없어질 것이다.

고개를 뒤로 젖히는 것이 편한 사람

고개를 뒤로 젖히는 것이 쉬운 사람은 척추의 만곡이 많아 허리가 휘어져서이다.

이렇게 몸 앞쪽의 근육이 긴장하고 있을 때는 양손을 깍지 끼고 손등이 위로 향하게 해 몸을 쭉 늘려준다. 그리고 몸을 쭉 늘린 상태에서 숨을 멈춘다. 그 다음에 바로 숨을 내쉬며 이완시켜 준다. 그럼 완만한 만곡이 만들어질 것이다.

척추에 만곡이 강해 허리가 휘어지면 골반 근육이 없어져 엉덩이가 처지게 된다. 또한 복부근육 저하로 인한 자궁탈출증과 탈장 같은 질환에 걸리기 쉽다.

머리가 멍하거나 항상 졸리거나 하는 증상이 있지는 않은가?

이 또한 척추에 완만한 만곡이 없으면 나타나는 특징이다.

병이 찾아오지 못하는 몸을 만들자

척추에 바른 만곡을 만들면 병이 나을 뿐 아니라 앞으로도 병은 찾아오지 않을 것이다. 병에 걸리기까지는 특유의 단계가 있다.

척추가 굽어져 있다고 바로 병에 걸리는 것은 아니다.

먼저, 척추가 굽어져 자세가 틀어지면 내장 기능이 저하된다. 그리고 이 틀어진 상태 그대로 자세가 굳어지기 때문에 전신근육의 기능이 바뀌기 시작한다. 그래서 전신근육이 불균형 상대가 된다. 이럴 때 나타나는 증상이 어깨 결림, 목통증이다. 이 증상은 앞으로 병에 걸릴 수 있다는 경고 사인이다. 이 사인을 무시하면 더 큰 병에 걸릴 수 있다.

S자 만곡이 생기면 좋은 점

척추에 완만한 S자 만곡을 만들면 좋은 점이 이렇게나 많다.

- 몸의 중심축이 세워진다.
- 대사가 활발해진다.
- 중력에 저항 없이 똑바로 설 수 있다.
- 앉는 자세가 좋아진다.
- 쉽게 피곤해지지 않는다.
- 몸매가 젊어진다.

우선 외모가 변한다. 그리고 서 있는 자세가 아름다워진다.

전철 안에서도 흔들리지 않고 잘 서 있을 수 있다. 땅에서는 물론이고 평균대에서도 균형 있게 잘 걸을 수 있을 정도이다.

사람은 균형 안에서 살아간다. 머리가 딱딱하게 굳은 사람은 바닥에 튀어나온 못에 발을 잘 걸리며 몸이 노화된 사람은 넘어지기 쉽다.

건강이 좋아지면 얼굴 표정에도 나타난다. 그리고 몸매에도 나타난다. 또한 몸동작에서도 보인다. 주변 사람들로부터 "살 빠졌다." 혹은 "젊어졌다."라는 소리를 듣기도 한다. 과장하는 말이 아니다.

다음 장에서는 나를 찾아온 환자들의 '15초 척추체조'를 체험한 실제 경험담을 소개하겠다.

우리는 매일 15초 척추체조를 한다

만성 허리통증이 될 것 같아 무섭다
요통과 처진 엉덩이가 고민인 S씨(31살 여성)

▶관찰

S씨는 허리가 항상 아프고 1년에 3번 정도는 허리를 삐끗했다.

이러다가 만성 허리통증이 될 것 같다고 불안에 떨며 내원했다. 또 축 처진 엉덩이도 고민이라고 했다.

S씨의 병명은 척추마디가 서로 어긋나서 생기는 척추전방전위증이었는데 상반신을 앞으로 구부리지 못했다. 양치질을 할 때도 무릎을 구부려 하고 세수를 할 때도 무릎을 구부려야 했다. 이처럼 S씨는 허리를 최대한 움직이지 않는 생활을 하고 있었다.

"허리를 삐끗할까 봐 매일 걱정했어요. 매일같이 조심해야 하는 것도 나중에는 피곤해졌죠." S씨의 말이다.

S씨는 허리에 무리가 가지 않기 위해 등을 살짝 말아 최대한 허리를 펴지 않고 지냈기 때문에 몸이 매우 뚱뚱해 보였다.

▶ **치료**

수기요법으로 극심한 통증을 완화시켜 기립자세를 가능하게 한 뒤, '15초 척추체조'를 매일 하도록 했다. 이 치료로 요추 5번(19쪽 참고)이 제 위치로 돌아와 허리 움직임이 좋아지길 기대할 수 있었다.

체조를 시작한 지 일주일이 지났을 때 S씨가 허리를 삐끗하게 될까 봐 늘 걱정했던 불안감이 사라졌다며 밝은 얼굴로 말했다. 허리를 앞뒤로 움직여도 괜찮아졌다는 것이다. 그래서 더욱 매일 체조를 하도록 했다.

이렇게 해서 어긋나 있던 요추 5번이 제자리로 돌아왔다. 이뿐만 아니라 아랫배를 내밀며 걷던 자세도 좋아졌으며 매일 배변을 봐 변비도 해결돼 더 이상 설사약을 먹지 않아도 되었다.

S씨는 "속이 상쾌하니 정말 기분이 좋아요."라며 기뻐했다. 변비가 고쳐지니 허리 라인도 확실히 생겨 주위로부터 살 빠졌다는 소리를 듣는다고 했다. 그리고 실제로 바지 사이즈도 줄었다.

어깨 결림이 계속되어 너무 아프다
어깨 결림과 위 팽만감이 고민인 K씨(42살 여성)

▶ **관찰**

K씨는 척추의 만곡이 강하게 휘어 있어 서 있을 때 엉덩이가 뒤로 빠져나와 있었다. 또 자궁내막증과 난소내막증이 있어 생리할 때도 가끔 통증을 느꼈다. 내막증은 많이 나아진 상태였지만 어깨가 항상 결리며 아프고 위 팽만감도 있어 빈혈기가 있었다. 따라서 척추만곡을 바르게 만들어서 자궁 위치를 안정시켜 생리통 완화와 복부팽만감을 해결하고자 했다.

▶ **치료**

[4월 21일]

허리 위치를 바르게 하기 위해 '15초 척추체조'를 지도했다. 매일 하루에 한 번씩 하기로 했다.

[5월 10일]

K씨는 일주일에 3번 정도밖에 체조를 하지 못했다고 했다. 그런데 몸을 살펴보니 이전에 복부로 치우쳤던 요추 5번과 천골의 연결 부분이 살짝 척추 쪽으로 돌아와

있었다. 그리고 척추에 완만한 만곡이 조금씩 생기기 시작하고 있었다.

"허리통증이 줄었어요. 위 팽만감도 많이 사라졌고요." 라며 K씨가 말했다. "목까지 아파오던 어깨 결림도 거의 없어졌습니다. 몸을 위로 쭉 늘리는 동작을 하니 옆구리가 길어진 느낌을 받으면서 위까지 시원해졌어요. 게다가 매일 아침 배변도 시원하게 봐서 상쾌합니다."

체중도 3kg 줄었다고 했다. 이전에는 어린아이처럼 위가 볼록하게 나왔었는데 지금은 확실히 쏙 들어갔다.

계속해서 매일 체조를 하도록 시켰다. 내가 제일 걱정하는 부분은 내막증에 의한 생리통이었다. 앞으로 기울어진 골반의 위치를 교정해 뒤로 기울어진 자궁의 위치를 조금이라도 바르게 한다면 생리통도 줄어들 것으로 보였다.

자궁내막증은 골반저근이 매우 딱딱해 골반 움직임이 적어져 경막의 리듬이 활발하지 않는 특징이 있다. 이렇게 되면 목과 머리를 연결하는 후두관절의 움직임이 좋지 않기 때문에 반드시라고 해도 좋을 정도로 두통, 안구피로, 불면증을 일으킨다.

따라서 골반저근을 부드럽게 만들기 위해 한동안은 계속 '15초 척추체조'를 시킬 계획이다.

무릎통증 때문에 오래 걸을 수가 없다
무릎통증이 고민인 O씨(50살 여성)

▶ **관찰**

O씨는 척추의 만곡이 심하게 휘어진 상태로 엉덩이가 뒤로 빠져 있었다. 무릎관절의 인대를 다쳐 무릎관절과 발목관절이 느슨해졌는데, 이 때문에 관절이 흔들리거나 빠지는 것 같은 느낌이 들어 오래 걸을 수가 없다는 것이었다.

그리고 관절이 흔들리지 않도록 항상 무릎을 구부려 걷는 버릇 때문에 척추가 휘어졌다. 척추가 휘어지자 무릎이 더 안 좋아졌으며 무릎이 안 좋아져 발가락이 무지외반(엄지발가락의 뼈가 바깥쪽으로 치우치는 관절 질환)이 되었다.

▶ **치료**

[4월 15일]

심한 척추 휘어짐으로 천골과 좌골인대가 딱딱해 골반의 움직임이 나빴기 때문에 '15초 척추체조'와 좌골 굴리기 체조(86쪽 참고)를 병행하도록 지도했다.

[4월 28일]

좌골 굴리기 동작을 정확히 하지 못해 허리가 틀어져 있었다. 따라서 '15초 척추체조'에만 집중해서 하도록 변경했다. 특히 손을 위로 뻗는 동작을 할 때는 옆구리까지 같이 늘리도록 주의시켰다.

[5월 12일]

이전에는 척추 중앙이 둥그렇게 말린 새우등이었는데 많이 풀려 있었다. 그러나 근력이 약했기 때문에 등 근육을 강화시키기 위해 수평 균형잡기 체조(97쪽 참고)를 지도했다.

[6월 2일]

허리근육이 강화됐다. 그래서 말린 등도 많이 펴지고 근육도 탄탄해졌다. 뒤로 빠져 있던 엉덩이도 앞으로 많이 들어왔으며 요추 4,5번에도 변화가 생겼다. 계속해서 '15초 척추체조'와 수평 균형잡기 체조를 하도록 했다.

[6월 21일]

척추에 완만한 만곡이 생기기 시작했다. 허리관절 위치가 제자리로 돌아가 엉덩이 휘어짐이 많이 없어졌다.

수평 균형잡기 체조를 추가했기 때문에 몸통에 근육이 생겨 자세가 곧고 외견도 산뜻해 보였다.

O씨는 이전부터 체중을 감량하고 싶다고 했었는데, 무릎이 안 좋아 운동을 할 수 없어 좀처럼 체중감량 하기가

어려웠다. 1,2kg 정도는 빠져도 금방 다시 돌아오기 때문에 현재도 좀처럼 감량이 되고 있지는 않지만, 외관상으로는 몸통이 중심을 잘 잡고 바로 서 있어 살 빠진 것 같은 인상을 준다.

또한 흔들거렸던 느슨한 무릎관절이 안정되었다. 골반 위치가 제자리로 돌아오면 골반의 움직임이 좋아져 무릎관절 또한 올바른 위치로 돌아가기 때문이다.

몸의 각 부위는 연동되기 때문에 위의 증상은 한군데의 움직임이 좋아지면 전체적으로 다 좋아진다는 좋은 예라고 할 수 있다.

무릎을 펴면 늑골이 움직여 그 연동으로 횡격막의 움직임이 좋아진다. 그래서 호흡도 좋아지고 나중에는 몸 전체의 순환이 좋아지는 기쁜 변화를 경험하는 것이다.

이 기간 동안 O씨는 한번도 무릎이 아프지 않았다. 지금은 상당한 거리를 걸어도 무릎이 아프지 않게 되었다.

약한 위와 위 통증이 고민이다
소화불량이 고민인 T씨(34살 여성)

▶관찰

T씨는 소화기관이 약하고 췌장염증을 잘 일으킨다는 고민이 있었다. 또 등이 심하게 말려 있었는데 20대 때부터 새우등이었다고 했다. 위가 나쁘기 때문에 흉추 7번이 굽어지고 허리가 틀어져 있었다.

▶치료

[4월 30일]

'15초 척추체조'를 지도했다. 특히 옆구리를 쭉 늘리도록 주의시켰다. 옆구리의 균형은 위를 조절해주는 중요한 연결고리이다. 동작을 확실히 해 좌우의 균형을 맞출 것을 당부했다.

[5월 10일]

새우등이 상당히 교정되었다. 위 통증 또한 많이 나아졌다. 앞으로 밀려나와 있던 요추 5번이 뒤로 들어가 있었다.

[5월 20일]

척추에 완만한 만곡이 안정적으로 생겼다. 요추에 만곡이 생기면서 견갑골 밑에서부터 말려 있던 새우등이 많이 교정됐다. 새우등이 되면 췌장도 약해지고 등이 펴지면 췌장의 상태도 좋아진다. 통증 없는 삶이 어떤 것인지 이번에 경험했다는 T씨. 이 상태를 유지해야 한다.

[6월 22일]

위장염에 걸려 통증이 심했지만 이틀 만에 나았으며 식욕도 삼일 만에 돌아왔다고 했다.

"지금까지의 기간 중에서 제일 회복이 빨랐어요."라고 말했다.

위장이 약해지면 새우등은 더 심해지며 위장이 나으면 등 또한 펴진다.

앞으로도 체조를 계속해 자세를 바르게 하는 것이 약한 위장과 췌장을 지키는 일이라는 것을 T씨는 체감했다고 했다.

부종체질이 개선되지 않는다
부종이 고민인 Y씨(45살 여성)

▶ **관찰**

Y씨는 부종체질로 머리와 어깨가 자주 뻐근해졌다. 등도 굽었으며 엉덩이와 허리의 연결 부분인 요선관절이 안 보일 정도로 몸이 부어 있었다. 평소에 서 있을 때도 무게중심이 발뒤꿈치에 있어 무릎이 구부러져 새우등 자세가 되었으며 턱을 앞으로 내밀고 있었다. 성격은 지적이면서 사물에 대한 이해력은 높았지만 우유부단한 면이 있었다. 그리고 새우등이 심해지면 타인의 실수가 용서가 안 되고 안절부절못하며 혼잣말이 많아졌다. Y씨와 같은 자세는 정신적으로 스트레스를 많이 받고 머리와 목이 아프며 신경성 위염에 걸리기 쉽다.

"신체균정법은 자세 교정을 통해 성격도 바꾸기 때문에 15초 척추체조로 자세를 고쳐서 마음까지 고칩시다."
라고 Y씨에게 말했다.

▶ **치료**

[4월 31일]

손바닥을 위로 향하게 깍지 껴서 하는 '15초 척추체조'와 천골 때리기 체조(92쪽 참고)를 하도록 했다. 이 체조로 새우등이 없어졌다고 Y씨가 말했다.

[5월 20일]

허리 주변의 부기가 많이 빠져 있었다. 등살이 없어지면서 허리라인이 생겼다. 계속해서 같은 체조를 하게 했다. Y씨는 근육이 약해 체조를 해도 근육이 잘 붙지 않는 유형인데, '15초 척추체조'는 근육이 아닌 골격을 개선시켜 신체를 좋게 하기 때문에 근육이 약해도 몸이 변화됨을 알 수 있었다.

그 결과, 등에 살이 많아 처음에는 허리가 어디에 있는지 보이지 않을 정도였는데 현재는 허리가 확실히 보일 정도로 변화되었다. 체중도 3kg 감량되었다.

[6월 25일]

물만 마셔도 살찌는 체질이라고 자신이 말한 것처럼 체수분의 순환이 원활하지 않으면 몸 전체가 부어 체중이 는다.

순환이 잘 되지 않는 이유는 골반이 뒤로 기울어졌기 때문이다. 골반 위치를 바로 돌리면 순환이 좋아져 체중이 감소된다. 다만 이런 체질은 감량된 체중이 금방 돌아오기 때문에 다이어트를 지속하기 어려운 부분이 있다.

그러나 순환이 좋으면 체중도 다시 금방 줄기 때문에 걱정하지 않아도 된다고 말했다.

　Y씨는 이 체조를 시작한 뒤 3개월 만에 6kg 감량에 성공했고 요요현상도 없었다. 그리고 두통, 목통증도 같이 없어졌다.

변비 증세로 쉽게 피곤해진다
변비가 고민인 M씨(59살 여성)

▶관찰

M씨는 위장이 약하기 때문에 평소 건강관리에 매우 주의를 기울였다. 변비에도 무척 신경 썼다. 매일같이 라디오 방송을 통한 체조도 거르지 않고 했다. 쉽게 피로해지지 않는 몸만들기를 목표로 한 달에 한 번은 내원하고 있다.

▶치료

[6월 20일]

척추에 완만한 S자 만곡을 만들기 위해 '15초 척추체조'를 지도했다. 치료 목표는 위가 약하면 나타나는 증상인 새우등과 말린 어깨 교정이었다.

[7월 5일]

"거의 매일같이 체조를 하고 있어요. 무엇보다 전에는 변비 증세가 있었는데 매일 꼭 배변을 보고 있어 기분이 정말 좋아요."라고 M씨가 말했다.

척추의 좌우 흔들림이 거의 없었고 나 역시도 "상태가

많이 좋아졌네요."라는 말이 절로 나올 정도였다.

 [8월 5일]

 M씨는 체조를 한 뒤 시간이 조금 지나면 반드시 배변을 봤고 체조를 하지 않으면 배변을 보지 못했다.

 "빠지지 않고 매일 체조를 하고 있는데 체조를 한 뒤 10분 정도 지나면 배변을 봐요. 무엇보다 변비에 효과가 너무 좋아 놀랐습니다. 전에는 설사약도 가끔씩 먹었는데 지금은 전혀 먹지 않아요. 체조하면 반드시라고 말해도 좋을 정도로 변을 보기 때문에 외출하는 날에는 그 전날 밤에 체조를 합니다."

 두통과 위염이 있을 때도 있지만 하루 만에 괜찮아졌다. 약이 필요할 정도는 아니며 위 상태가 극단적으로 나빠지지도 않았다. 명치가 쓰리다고 느끼는 정도로 이것도 금방 나았다. "몸을 위로 쭉 늘리는 것뿐인데 신기해요."라고 M씨는 말했다. 쉽게 피로해졌던 몸도 약했던 위장도 자세로 인해 바뀐 것이다.

만성피로에 시달린다

만성피로가 고민인 U씨(48세 여성)

▶관찰

몸을 사용하는 일을 하고 있는 U씨는 일이 끝나면 허리가 나무처럼 딱딱해졌다. 그리고 평소에 무거운 물건을 들기 때문에 팔꿈치가 아팠다. 그날의 피로가 다음날 아침에까지 이어져 만성피로인 것이 고민이라며 내원했다.

▶치료

U씨는 신체가 굉장히 건강하고 골격도 좋았다. "지금까지 감기에 걸린 적도 없고 가족 모두 같은 걸 먹고 배탈이 났을 때도 저만 멀쩡했어요."라며 웃으며 말하는 모습에 나 역시도 공감했다.

약간 통통한 체격이었는데 척추보다도 척주기립근이 딱딱해져 있었다. 무거운 물건을 들기 때문이었다. 허리도 휘어져 있어 무릎통증이 없는 게 신기할 정도였다.

여기서 중요한 것은 U씨는 발목이 딱딱해서 발목을 구부린 상태로 엉덩이를 뒤로 빼는 것이 불가능했다.

한마디로 옛날 전통식 변기에 앉는 자세가 불가능한 것이다. 아킬레스건이 딱딱해지면 다리 안의 근육(넓적다리 안쪽에 있는 근육)이 딱딱해진다. 그래서 목빗근(목 측면에 있는 큰 근육)까지도 딱딱해져 목 움직임이 힘들어진다.

그 결과 허리가 나무처럼 딱딱해 머리까지도 무거워져서 만성피로가 되는 것이다.

'15초 척추체조'를 할 때에는 발뒤꿈치를 들어서 하도록 지도했다. 아킬레스건을 부드럽게 하기 위해서다. 아킬레스건과 목을 동시에 부드럽게 하는 체조이므로 U씨와 같은 증상에 적합하다.

그리고 척주기립근이 매우 딱딱했기 때문에 좌골 굴리기 체조(86쪽 참고)도 같이 병행하도록 했다.

U씨는 한 달 동안 주 3회 정도 '15초 척추체조'를 했다. 잊어버리고 매일같이는 못했다고 했지만 허리가 매우 부드러워져 있어 허리틀어짐도 상당히 좋아졌다.

"몸에 피로가 사라졌어요. 퇴근하고 집에 와도 쌩쌩한 상태로 저녁을 준비하고 아침에 일어날 때도 몸이 가벼워요. 몸이 상쾌하니까 오늘도 힘내자는 생각이 들게 해요. 어릴 때처럼 몸이 가뿐하게 일어나져요."라며 크게 기뻐했다.

허리휘어짐이 많이 좋아지니 엉덩이도 날씬해졌다. 나

도 모르게 "U씨 살 빠졌네요!"라고 말하자, 체중은 변한 게 없는데 다른 사람들한테도 같은 말을 듣는다고 했다. 보너스를 받은 것 같이 기쁜 일일 것이다.

몸이 틀어져 한쪽 발이 올라가지 않는다
발이 잘 안 움직여서 고민인 N씨(50살 여성)

▶ **관찰**

N씨는 댄스학원에 다니면서 몸이 틀어졌다는 것을 알게 됐다. 한쪽 발이 잘 올라가지 않았기 때문이다. 선생님한테 움직임이 나쁘다고 지적받아 처음 알게 되었다.

N씨의 뒷모습을 보니 엉덩이가 왼쪽으로 처져 있었다. 허리 전체가 오른쪽으로 기울어져 틀어진 것이다.

척추 앞뒤 움직임 교정만으로는 완치가 어려워 보였기 때문에 천장관절(122쪽 참고)을 유연하게 해 척추 좌우 높이를 맞추는 치료계획을 세웠다.

▶ **치료**

한 달에 한 번의 내원 치료와 함께 집에서 '15초 척추체조'와 좌골 굴리기 체조(86쪽 참고)를 하도록 했다. N씨는 척추가 많이 휘어져 있었는데 요천관절(111쪽 참고) 틀어짐과 골반 틀어짐이 좋아지면 견갑골 좌우 차이도 교정되기 때문에 좌골 굴리기 체조도 병행하도록 한 것이다.

한 달 후에 M씨를 만났을 때 M씨는 체조를 일주일에

2번 정도밖에 하지 않았다고 했다. 그런데도 약간의 척추 틀어짐은 있었지만 견갑골의 좌우 높이가 상당히 같아져 있었다. 몸은 제일 나쁜 곳부터 그리고 제일 멀리 있는 곳부터 치료되어간다는 말이 있다. M씨의 상태를 보니 한 달 후의 모습이 기대되었다.

다시 한 달이 지났을 때, M씨의 뒷모습을 보니 허리뼈의 높이가 약간 다르기는 했지만 척추틀어짐은 깨끗이 없어져 있었다.

M씨는 친구한테 "너 몸 진짜 좋아졌다. 이제 댄스 의상이 아주 잘 맞겠네!"라는 말을 들어 기쁘다고 좋아했다.

"발도 이제 잘 올라가요, 일주일에 3번밖에 체조를 하지 않았는데도 이렇게 몸이 변한 게 너무 신기해요!"라며 놀라운 목소리로 말했다. 그리고 "이제는 허리에 만곡이 생겼기 때문에 앞으로 더 열심히 관리하겠어요!"라고 했다.

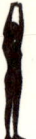

척추를 더 좋게 만들어주는 보조체조

15초 척추체조를 더 강화시켜주는 체조

매일 하루에 두 번씩 15초 만에 끝내는 척추체조를 하면 몸도 기분도 좋아질 것이다. 이 척추체조를 습관화하는 것이 우선적으로 중요하다.

그런데 체조를 하다 보니 몸과 마음이 너무 상쾌하다, 여기서 더 강화될 수 있는 체조를 하고 싶다, 이런 마음이 든다면 앞으로 소개할 보조체조를 해보길 바란다.

보조체조에는 두 가지 유형이 있다.

첫 번째 유형은 **척추를 부드럽게 해주는 체조**이다.
- **좌골 굴리기**
  몸이 굳고 딱딱해진 것 같다고 느낄 때 의자에 앉아서 할 수 있는 간단한 체조이다.
- **흉추 11번 체조**

엎드려 누워서 흉추 11번에 자극을 주는 전신관절에 좋은 체조이다.
- **천골 때리기**

어깨가 결리거나 허리가 아프다고 느낄 때 효과가 있는 서서 하는 체조이다.

두 번째 유형은 **근육을 길러 척추를 강화시켜 주는 체조**이다.
- **수평 균형 잡기**

등과 복부의 속근육을 동시에 단련시키는 서서 하는 체조이다.
- **와이드 스쿼트**

척추만곡을 오래 유지할 수 있는 근육을 만드는 체조로, 다리를 벌려서 하는 스쿼트 동작이다.
- **다리 흔들기**

일어서서 다리를 흔들기만 하는 간단한 체조로 대요근과 속근육을 강화시켜 주는 체조이다.

다음 장에서 각 체조 방법과 효과에 대해서 소개하겠다.

척추 앞뒤 움직임이 좋아지는 좌골 굴리기 체조

녹슨 골반에 딱이다

골반은 무명골(볼기뼈), 천골(엉치뼈), 미골(꼬리뼈)로 이루어져 있는데, 그중에서 무명골은 좌골(궁둥뼈), 장골(엉덩뼈), 치골(두덩뼈)로 구성(38쪽 참고)되어 있다.

좌골 굴리기는 좌골을 움직여서 무명골 전체를 움직이게 해 결과적으로 **녹슨 골반을 움직이게 해주는 체조**이다.

노화가 오면 요추와 천골을 이어주는 연결 부분이 딱딱해져 뒤로 쏠리거나, 요추 4,5번 사이가 좁아져서 척추관 협착증이 되는 경우가 있다.

그러나 좌골을 움직이면 척추 앞뒤로 움직임이 좋아져 척추에 완만한 만곡이 만들어진다.

■ 좌골 굴리기

1. 딱딱한 의자에 앉는다. 다리는 바닥에 대고 양 무릎 간격을 45cm 정도 벌린다. 양 무릎 사이를 벌려야만 좌골의 움직임이 쉬워진다. 엉덩이 밑에 손을 넣어 뾰족한 뼈가 느껴진다면 그 뼈가 좌골이다.

2. 뾰족한 좌골이 느껴지면 그 좌골이 움직이도록 4초에 걸쳐 엉덩이를 뒤로 민다.

3. 다시 4초에 걸쳐 엉덩이를 앞으로 당기며 등을 말아 허리를 둥글게 한다. 다시 1번으로 돌아가 번갈아가며 30회 반복한다.
하루에 한 번 실시한다.

좌골 굴리기

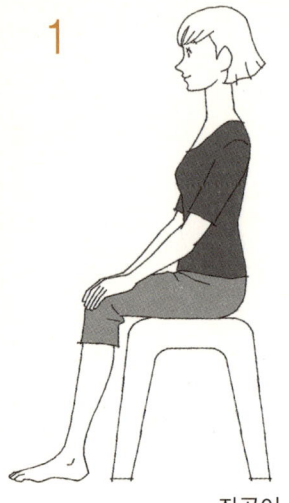

딱딱한 의자에 앉는다. 다리는 바닥에 대고 양 무릎 간격을 45cm 정도 벌린다.

좌골이 움직이도록 4초에 걸쳐 엉덩이를 뒤로 민다.

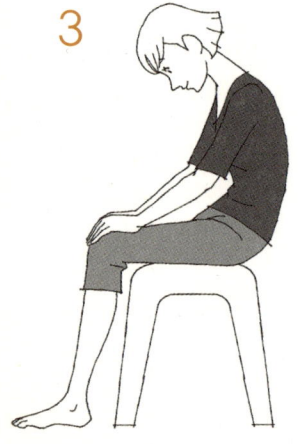

다시 4초에 걸쳐 엉덩이를 앞으로 당기며 등을 말아 허리를 둥글게 한다.

번갈아가며 30회
하루 1회

척추를 부드럽게 해주는
흉추 11번 체조

헤엄치는 물고기를 떠올려라

이 체조는 척추에 유연한 S자 만곡을 만들어주는 운동이다. 흉추 11번이라는 뼈는 **척추만곡의 강도를 조절해주면서 모든 관절을 조여주는 역할**을 하고 있다. 따라서 이 부분에 자극이 가는 운동을 하면 더욱 건강한 척추만곡을 만들 수 있다.

발목관절이나 손목관절이 느슨해진 경우에도 이 체조를 지속하면 조여질 수 있다. 또한 흉추 11번은 콩팥위샘에도 영향을 미쳐 콩팥위샘 호르몬을 활발하게 한다. 이렇게 되면 자궁이 좋아져 생리통이 완화되고 면역력을 높여주는 림프의 생성을 활성화시킨다.

이처럼 흉추 11번은 척추를 부드럽게 해주는 중요한 뼈이다.

■ 흉추 11번 체조

1. 엎드려 누워 양손을 어깨너비만큼 위로 벌려 만세를 한 자세를 취한다.

2. 숨을 들이마시며 바닥에서 상반신만 든다. 양손을 내리지 않고 그대로 멈춰서 8초를 센다. 하반신은 바닥에 내려두는 것이 포인트이다. 천천히 제자리로 돌아가 호흡을 정리한다. 이 동작을 3회 반복한다.

3. 다음으로 하반신을 든다. 다리를 골반너비로 벌리고 숨을 들이마시며 발끝까지 힘주면서 바닥에서 하반신만 들어올린다. 그대로 8초를 센다. 상반신은 바닥에 내려두는 것이 포인트이다.

천천히 제자리로 돌아와 호흡을 정리한다. 이 동작을 3회 반복한다.

흉추 11번 체조

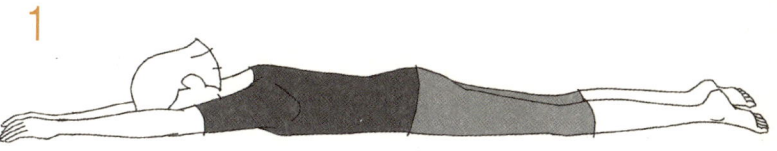

1

엎드려 누워 양손을 어깨너비 만큼 위로 벌리고 다리는 골반너비로 벌린다.

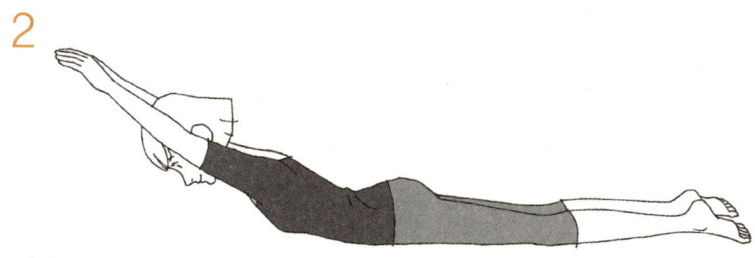

2

숨을 들이마시며 상반신만 바닥에서 들어올린다. 손을 내리지 않은 상태로 8초를 센다. 천천히 돌아와 호흡을 정리하고 3회 반복한다.

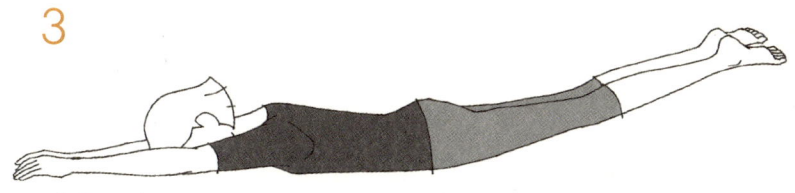

3

숨을 들이마시며 발끝까지 힘줘 하반신만 바닥에서 들어올려 8초를 센다. 천천히 돌아와 호흡을 정리하고 3회 반복한다.

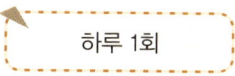

하루 1회

이 체조를 할 때는 허리를 흔들며 헤엄치는 물고기를 떠올리면 된다. 아주 옛날 생명체라는 존재가 태어나 진화의 과정에서 우리들은 부드러운 허리를 흔들며 물속을 헤엄쳤을지도 모른다. 그런 움직임을 상상하며 척추를 이해해 보자.

흉추 11번 체조는 하루에 딱 한 번만 하면 되는 운동이지만 몸이 유난히 딱딱하거나 근력이 없는 사람에게는 힘들 수도 있다. 그런 경우에는 손을 위에서 만세 하지 말고 가슴 쪽으로 내리거나 가슴 앞으로 모아서 하면 된다.

혼자서 하기가 힘들다면 옆 사람의 도움을 받아 해보길 바란다.

좌우 균형을 맞추는 천골 때리기 체조

어깨 결림이 해소된다

천골이란 엉덩이 중앙에 있는 뼈를 말한다. 이 체조는 천골을 두들겨 좌우균형이 맞지 않은 척추뼈 하나하나를 가지런하게 해주는 운동이다. 그렇게 하면 **옆으로 어긋나 있는 척추를 가지런히 중심으로 모을 수 있다.**

어깨나 위가 아프다면 척추뼈 하나가 혼자만 옆으로 어긋나 있는 상태라고 할 수 있다. 이 어긋난 뼈를 제자리로 돌려주는 체조가 천골 때리기이다.

천골을 때리면 그 자극이 척추에 전달되어 척추의 정중앙에까지도 영향이 미쳐 **어깨 결림이 해소**된다. 그리고 위가 아파도 요추가 어긋나 있는 경우인데, 시간이 지나 결림이나 통증 없이 허리가 잘 숙여진다면 위 역시 나은 것이라고 할 수 있다.

천골을 때릴 때 그 자극이 어느 부위로 가는지 머릿속

으로 그림을 그리면서 하면 더 좋은 효과를 얻을 수 있다.

1세트 1회가 기본이지만 하루에 몇 번을 해도 좋다.

■ 천골 때리기

1 다리를 골반너비로 벌리고 서서 천골을 가볍게 통통 하고 때려준다(오른손 왼손 어떤 손이든 괜찮다).

2 천골을 6초 동안 12번 때리면서 목뼈부터 순서대로 구부리며 앞으로 숙인다.

3 천골을 6초 동안 12번 때리면서 천천히 제자리로 돌아온다.

천골을 때릴 때의 자극이 지금 척추뼈 하나하나에 전달되고 있다고 생각하면서 체조를 해보자. 목뼈부터 순서대로 몸을 구부리는 이유는 그 구부린 뼈에도 천골을 때렸을 때의 자극을 전달하기 위해서다. 고개를 앞으로 구부리는 속도와 천골을 때릴 때의 자극이 잘 일치되면 전문가가 치료해 주는 것 이상으로 교정효과를 볼 수 있다.

천골 때리기

1

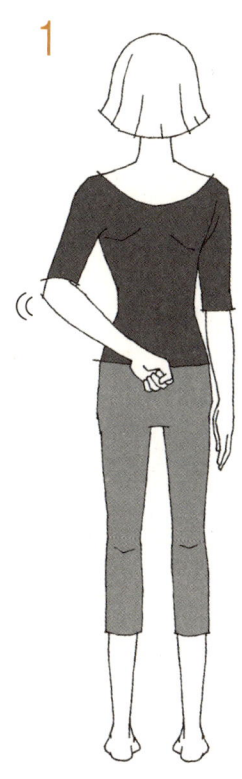

다리를 골반너비로 벌리고 서서 천골을 가볍게 때린다.

2

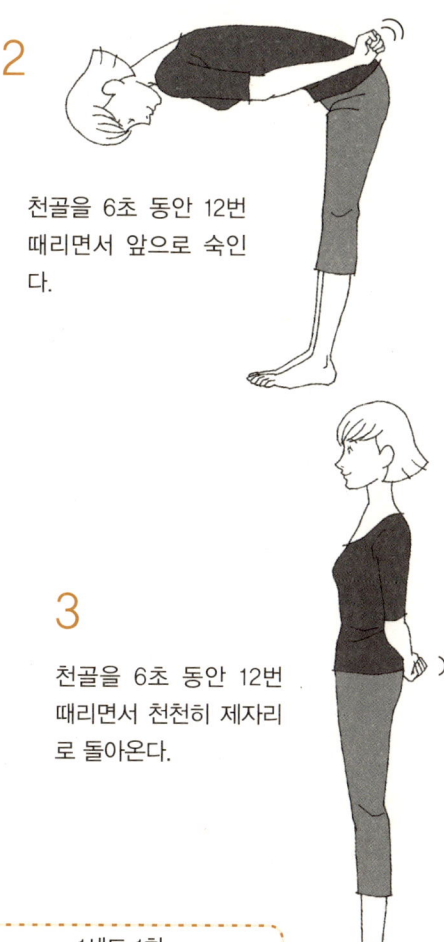

천골을 6초 동안 12번 때리면서 앞으로 숙인다.

3

천골을 6초 동안 12번 때리면서 천천히 제자리로 돌아온다.

> 1세트 1회
> 하루에 몇 번을 해도 좋다

척추근육을 강화시키는
수평 균형잡기 체조

속근육을 만들어주는 체조

수평 균형잡기 체조는 손과 다리를 올렸다 내렸다 하는 것만으로도 **허리의 근육이 붙으며 등과 복부의 속근육을 동시에 단련**시킨다. 그리고 동작을 천천히 움직이는 것만으로도 척추뼈 하나하나를 지탱하고 있는 다열근을 자극시키는 중요한 체조이기도 하다. 또한 이 체조를 하면 서 있을 때 바른 자세가 오래 유지된다.

'15초 척추체조'로 바르게 된 자세를 유지하기 위해서는 다열근과 대요근(큰허리근)이라는 속근육이 필요한데 이 수평 균형잡기 체조가 속근육을 길러준다. 또한 이 체조는 척추관협착증에도 효과가 있다.

손, 몸통, 다리의 높이가 수평이 되도록 하는 것이 포인트이다. 손이 몸의 선보다 올라가거나 몸통이 틀어지거나 하면 효과가 반감된다. 바른 자세를 취하고 있는지 확인하면서 동작을 해보자.

자세를 제대로 취했는가? 받치는 쪽 다리의 무릎이 꺾이지는 않았는가? 휘청거리지는 않는가?

■ 수평 균형잡기 체조

1. 바닥에 똑바로 선다. 균형을 잡기 위해 처음에는 주변의 사물을 잡아도 된다.

2. 오른쪽 다리로만 선다. 숨을 뱉으며 천천히 왼쪽 손, 왼쪽 다리를 앞으로 뻗는다. 몸과 손발이 일직선이 되어 바닥과 평행하도록 한다. 손발을 수평이 되게 뻗으며 이 균형감각을 느껴본다. 3초에서 5초 동안 유지하며 숨을 내쉬면서 3초에서 5초에 걸쳐 제자리로 돌아온다.

3. 다음으로 발을 바꿔, 동시에 오른손과 오른발을 수평이 되게 앞으로 뻗으며 다시 천천히 제자리로 돌아온다.

좌우 5번씩 1세트로 하루에 한 번 실시한다.

수평잡기 체조

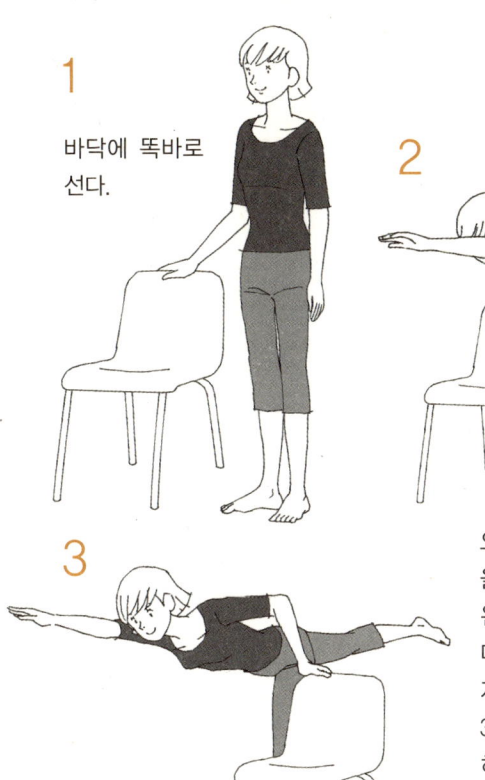

1. 바닥에 똑바로 선다.

2. 오른쪽 다리로만 서서 숨을 뱉으며 천천히 왼쪽 손, 왼쪽 다리를 앞으로 뻗는다. 3초에서 5초 동안 유지한 뒤 숨을 들이마시며 3초에서 5초에 걸쳐 천천히 제자리로 돌아온다.

3. 다음으로 발을 바꿔, 동시에 오른손과 오른발을 수평이 되게 앞으로 뻗으며 다시 천천히 제자리로 돌아온다.

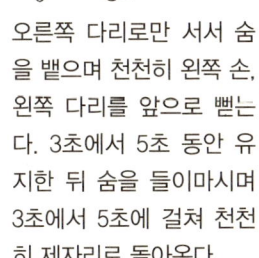

좌우 각 5번씩 1세트
하루에 한 번

바닥에 손발을 대고 하는 방법

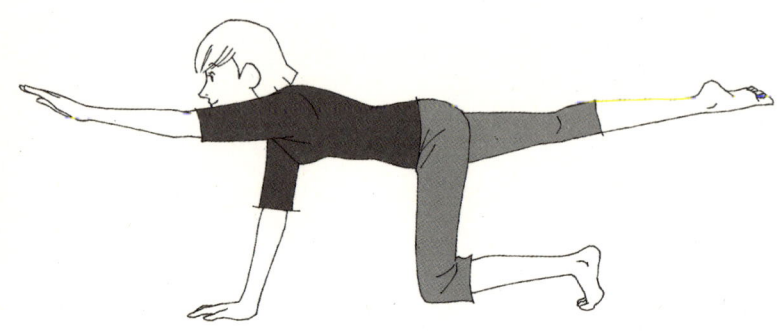

서서 하는 것이 힘든 사람은 바닥에 손발을 대고 해본다. 왼쪽 손과 오른발 아니면 그 반대쪽 손발로 바닥과 평행이 되게 뻗는다. 그 다음에 손과 발의 방향을 바꿔서 실시한다.

다른 방법으로 손과 발을 바닥에 대고 무릎을 세워서 할 수도 있다. 가능한 동작부터 먼저 해보자.

넘어지지 않는 근육을 만들어주는 와이드 스쿼트 체조

하반신의 근력이 강해진다

최근 걷는 폭이 좁아지지는 않았는가? 작은 계단에도 발이 걸리거나 하지는 않는가? 척추에 유연한 만곡을 오랫동안 유지시켜 주는 것은 하반신의 힘 덕분이다. **하반신의 근력이 바른 척추를 갖도록 해주는 것이다. 그 힘을 갖게 해주는 것이 와이드 스쿼트 체조이다.**

근육의 70%는 하반신에 있다. 따라서 하반신을 단련시키는 것이 근육운동의 목적이라고 할 수 있다. 척추에 유연한 만곡이 생기도록 도와주는 것은 '15초 척추체조'이지만, 이 만곡을 유지시켜 주는 것은 근육이다. 근육운동을 하면 척추가 바르게 유지된다.

몸을 자주 움직이지 않는 사람의 운동량으로는 본래 있어야만 하는 근육량을 갖기가 쉽지 않다. 우리 몸의 근육이 점점 더 감소하기 전에 '와이드 스쿼트' 체조를 열심히 하자. 하루에 몇 번을 해도 좋다.

■ 와이드 스쿼트

1. 다리를 어깨너비의 2배로 벌리고 서서, 양 발끝을 바깥쪽을 향해 둔다. 그리고 양손을 머리 뒤에서 깍지 낀다.

2. 천천히 허리를 밑으로 내리며 무릎이 직각이 될 때까지 내려간 뒤 다시 제자리로 돌아온다. 멈추지 말고 계속해서 다시 밑으로 내려간다.

3. 1세트 5회씩. 천천히 쉬지 않고 하는 것이 포인트이다. 하루에 몇 번을 해도 좋은 체조이다.

원래 무릎이 좋지 않은 사람이나 이 운동을 하면 무릎이 아픈 사람은 처음부터 허리를 10cm 정도 낮춘 상태에서 시작하길 바란다. 그리고 무릎을 많이 굽히지 않도록 한다.

와이드 스쿼트

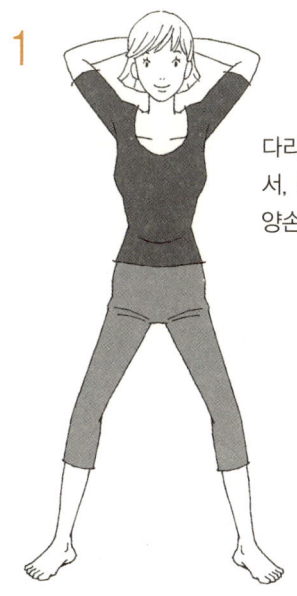

다리를 어깨너비의 2배로 벌리고 서서, 발끝을 바깥쪽으로 향하게 한다. 양손을 머리 뒤에서 깍지 낀다.

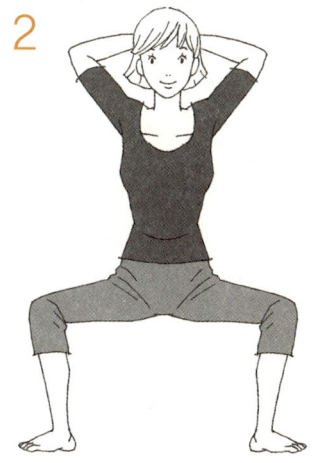

천천히 허리를 밑으로 내리며 무릎이 직각이 될 때까지 내려간 뒤 다시 제자리로 돌아온다. 그대로 멈추지 말고 계속해서 다시 내려간다.

> 1세트 5회씩
> 하루에 몇 번을 해도 좋은 체조이다

고관절을 강화시키는
다리 흔들기 체조

근육운동의 효과

다리 흔들기 체조는 척추에 유연한 만곡을 유지하게 해주는 근육을 만들어준다.

한쪽 발로 서 있는 것만으로도 고관절과 속근육이 강화되어 장시간 운동하는 것보다 더 큰 효과를 본다.

다리 흔들기 체조를 하면 고관절 주변의 근육이 강화되는 동시에 관절이 조여져 다리 힘이 좋아진다. 나이 먹으면 좀처럼 빠지지 않는 군살도 붙지 않는다. 자세가 좋아지면 움직임에도 절도가 생겨 걸음걸이도 시원시원해진다. 바닥에 박힌 못에 걸리거나 하지도 않는다.

서 있는 상태로 발을 천천히 흔들기만 하는 체조를 통해 녹슬기 쉬운 고관절을 깨끗이 닦아보자.

준비자세인 제1단계가 익숙해지면 다리 흔들기 체조인 제2단계로 넘어가자.

■ 제1단계

1   바닥에서 5cm 정도 떨어지는 높이로 한쪽 발만 들어올린다.
눈을 감지 않은 채 그대로 1분 동안 유지한다. 어지러우면 손으로 주변 사물을 잡고 유지한다.

2   다리를 바꿔서 1분 동안 유지한다.

합쳐서 2분이 걸린다. 매일 연습하면 자세가 안정된다. 익숙해지면 제2단계로 이동한다.

제1단계

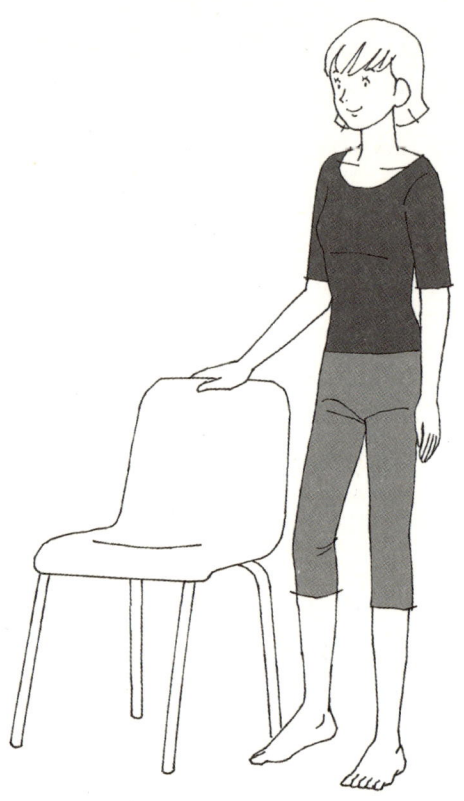

한쪽 발만 바닥에서 5cm 정도 떨어지게 들어올린다. 양쪽 눈은 감지 않은 채로 1분 동안 유지한다. 어지러우면 주변 사물을 잡아도 된다. 다리를 바꿔 또 1분 동안 유지한다.

■ 제2단계

한쪽 발을 앞뒤로, 안쪽과 바깥쪽으로 천천히 각 30회씩 흔든다.

앞으로 발을 천천히 흔들면 넓적다리 네갈래근(넓적다리 앞면에 있는 큰 근육)이 단련된다.

그리고 뒤로 발을 천천히 흔들면 햄스트링(넓적다리 뒷면에 있는 근육)이 단련된다.

안쪽에서 바깥으로 천천히 흔들면 내전근(넓적다리 안쪽에 있는 근육)이 단련된다.

바깥쪽에서 안쪽으로 천천히 흔들면 외전근(넓적다리 바깥쪽에 있는 근육)이 단련된다.

제2단계

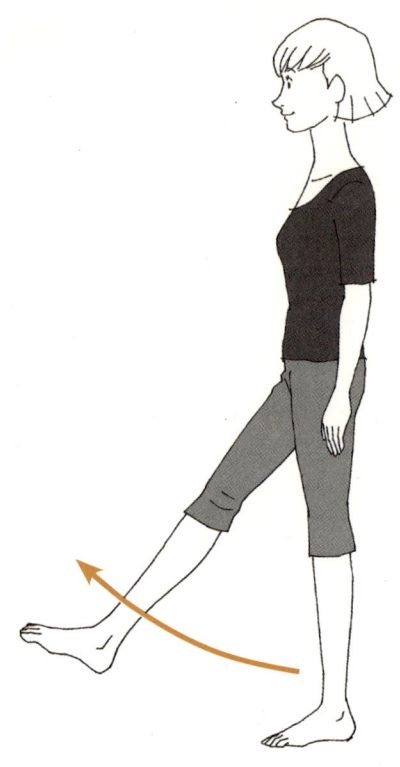

한쪽 발을 앞뒤로 30회, 안쪽과 바깥쪽으로 30회씩 흔든다. 반대 발도 똑같이 한다.

제3장

아픈 통증이 사라지는 15초 척추체조

통증을 없애는 비결

대부분의 통증은 원인불명이다

만성통증 중에서도 특히 **요통의 85%는 그 원인을 알 수 없다**고 한다. MRI 촬영으로 원인이 판명되는 것도 20%에 지나지 않는다. 만약 이상이 발견되어도 노화에 따른 정상 범주 안에 속하는 변형이거나 실제 아픈 부위와는 관계없는 다른 부위가 이상부위로 판명되기도 한다.

따라서 이상부위가 발견되었다 하더라도 통증 원인이라고는 할 수 없어 결국 원인불명이 되는 것이다. 허리디스크와 변형성 요추증이나 척추관협착증과 같은 진단을 받은 사람은 사실 매우 적으며 그 외의 상당수가 원인불명의 통증을 안고 있는 것이다.

그러나 제대로 된 병명이 있어도 그 병의 치료법은 제한되어 있기 때문에 수술하거나 통증을 없애는 물리치료를 받거나 하는 두 가지 선택밖에 없다. 병명이 있든 없든 제대로 된 치료법은 없는 것이다.

복잡하게 엉켜 있는 우리 몸

 만성통증의 치료는 매우 어렵다. 신체균정법에서는 만성통증이 된 부위 자체는 만지지 않는다. 그 통증을 일으키는 원인이 되는 몸의 부위를 찾는 것이다. **몸 전체를 보면서 통증을 일으키는 틀어진 부위를 교정해 변형된 부분을 바르게 고쳐나간다.**

 몸 안에는 기와 경락 그리고 혈액과 림프가 흐르는데 이 흐름이 엉켜버린 고무줄처럼 되어 버리면 통증을 일으키는 것이다.

 신체균정법은 복잡하게 엉켜 있는 우리 몸에 관해 다루고 있다. 통증은 사람이 느끼는 현상에 지나지 않기 때문에 통증의 진짜 원인은 다른 곳에 깊숙이 잠들어 있는 것이다. 수기手技와 체조를 통해 조금씩 틀어진 부위를 풀어가면 본래의 바른 자세를 만들 수 있다. 통증을 만드는 진짜 원인을 치료하는 것이다.

 "머리와 등이 아파서 잠들 수가 없다."라고 하며 찾아온 환자가 있었다. 이 환자는 치료를 통해 다음과 같이 몸의 틀어짐이 점점 회복되어 갔다.

 먼저 "견갑골 사이가 편해졌다."고 했고, 다음으로 "숨쉬기가 편해졌다." 그리고 "목이 잘 움직여졌다." "두통이 없는 날이 늘었다." "허리가 편해져서 장시간 걸어도 괜찮았다."라며 몸 안에 파문이 일듯 틀어짐이 풀려가 통증도 점차 사라져갔다. 이 환자의 진짜 통증의 원인은 어릴 때 미끄럼틀에서 떨어져 꼬리뼈가 틀어져 있던 것이었다.

통증의 미로에서 빠져나오는 지름길

통증 부위에만 집착하면 통증은 없어지지 않는다. '목이 아픈데 왜 척추체조를 해야 하나?'라는 생각은 하지 말길 바란다. 몸 전체의 흐름과 그 흐름의 자세를 교정하기 위해서는 '15초 척추체조'가 제일 적합하다.

'척추에 완만한 만곡을 만드는 일이 통증의 미로에서 빠져나오는 지름길이다.'라는 생각을 해라.

척추를 교정하면 완만한 S자 만곡이 만들어져 틀어졌던 꼬리뼈가 제자리로 돌아와 틀어짐이 교정된다. 이렇게 되면 두통도 사라지며 건강한 몸으로 돌아갈 수 있다. **척추의 상태가 만성통증을 좌지우지하는 것**이다.

요통을 고치는 15초 척추체조

20도의 각도 문제

허리디스크, 척추관협착증, 허리 삐끗 증상, 좌골 신경통, 다리저림 등 허리 통증을 일으키는 원인은 다양하다.

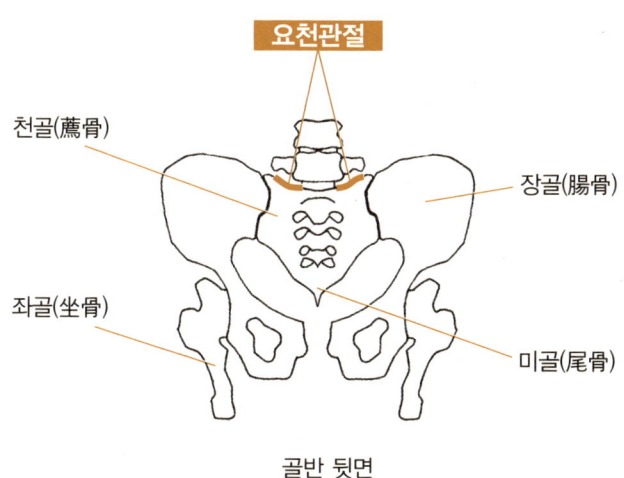

골반 뒷면

그 어떤 증상도 염증을 제외하고는 '15초 척추체조'로 치료가 가능하다.

요통은 모든 골반과 척추를 연결해주는 요천관절이란 곳에 문제가 있기 때문에 발생한다. 이 부분은 척추에 만곡을 유지해주기 위해 미묘한 각도로 벌어져 있다. **요추와 천골의 앞면 각도가 20도를 유지하기 때문에 사람은 직립이 가능하며 움직일 수 있는 것이다.**

각도가 20도 이하가 되면 척추에 만곡이 적어져 허리는 일자로 곧아지게 되어 문제가 발생한다. 반대로 20도를 넘어버리면 척추에 만곡이 너무 많이 생겨 근육이 피로해져 통증이 유발된다.

'15초 척추체조'로 척추에 완만한 만곡을 만드는 일은 곧 만성통증을 고치는 지름길이라고 할 수 있다.

통증이 느껴지지 않는 방법

'15초 척추체조'를 하면서 통증이 느껴질 때는 통증이 느껴지지 않는 자세로 고쳐서 해보자. 어떤 자세로 바꿔서 해봐도 통증이 있다면 체조를 하지 않길 바란다.

통증이 느껴지지 않도록 하는 방법은 다음과 같다.

- 손을 머리 위로 올렸을 때 통증이 있는 사람은 통증이 느껴지지 않는 높이를 찾아 거기까지만 손을 올린다.
- 몸이 서 있을 때 통증이 있는 사람은 앉아서 손을 위로 올리며 등을 쭉 늘린다(천골을 세운다).
- 숨을 멈춘 뒤 한번에 숨을 내뱉을 때 통증이 있는 사람은 천천히 숨을 내뱉으며 힘을 뺀다.

어깨 결림과 목 결림을 치료하는 15초 척추체조

한쪽으로 긴장되어 있는 우리 몸

어깨 결림이 만성인 사람은 어깨의 좌우 높이가 다르다. 평소에는 옷을 입고 있어서 알기 어렵지만 골반 높이도 어깨처럼 다를 것이다. 오른쪽 어깨가 높은 경우는 오른쪽 허리 위치도 높다. **어깨 결림의 특징은 몸 전체가 한쪽으로 긴장되어 있는 상태**이다.

어깨 결림이 있는 사람이 정좌正座가 아닌 옆으로 앉는 자세를 좋아하는 까닭도 바로 이런 틀어짐 때문이다. 이런 증상에는 '15초 척추체조'와 함께 천골 때리기 체조(92쪽 참고)를 같이 하면 효과적이다. '15초 척추체조'를 지속한다면 일주일도 안 되어 어깨 결림이 나을 것이다.

아무리 주물러봤자 낫지 않는다

 경추(목뼈) 틀어짐은 척추에 만곡이 적은 사람에게 나타나는 특징이다. 목을 주무르거나 풀어도 상태가 좋아지지 않는다. 심지어 목은 가늘기 때문에 주무를수록 경추 주변의 신경과 근육을 더 아프게 할 뿐이다.

 이 증상에는 '15초 척추체조'로 척추에 완만한 만곡을 만드는 것이 최선의 해결책이다. 체조를 할 때에는 경추를 의식하지 말고 허리를 확실히 위로 쭉 늘려서 해야 연쇄적인 효과로 경추가 좋아진다.

 목에는 근육이 적은데도 불구하고 바로 위의 무거운 머리를 지탱하고 있다. 머리의 무게는 체중의 10% 정도를 차지한다. 체중이 50kg인 사람은 5kg의 머리를 가는 목으로 지탱하고 있다고 생각하면 된다.

 또한 목은 무척 섬세하다. 이렇게 가는데도 신경과 혈관 그리고 림프 등의 중요한 요소로 둘러쌓여 있을 뿐 아니라 무겁지만 중요한 뇌까지 지탱하고 있는 것이다. 무리하면 안 되는 신체 부분인데도 목이 뻐근하다고 목뼈를 힘껏 돌려 딱딱 소리를 내 시원해졌다고 생각하는 사람이 있는데 이것은 좋지 않은 습관이다. 적은 근육량이 충격을 계속 받으면 관절이 느슨해져 버려 딱딱한 부분을 더 딱딱하게 해 틀어짐이 악화된다. 이렇게 인위적으로 목뼈를 틀면 목이 앞뒤로 강하게 흔들려 두통장애의 원인이 되는 것이다.

머리를 지탱하는 것은 목 근육이 아니다. **가는 목에 부담을 주지 않도록 척추 전체의 근육으로 균형을 잡고 움직여서 머리를 지탱하고 있는 것**이다.

'15초 척추체조'와 함께 천골 때리기 체조를 열심히 지속하면 이 증상도 개선될 수 있다.

두통을 고치는 15초 척추체조

편두통인가 스트레스성 두통인가

두통의 원인은 크게 두 가지로 나뉜다.

뇌혈관이 급격히 확장되어 일으키는 것이 '편두통'이다. 뇌혈관이 확장되면 주변의 삼차신경이 자극되어 염증물질을 배출해 통증을 증폭시키는 것이다.

'스트레스성 두통'은 머리나 목의 근육이 긴장되어 뇌로 가는 혈류가 나빠져 머리가 죄어오는 것 같은 통증을 유발시킨다.

두 가지 다 혈류장애라고 할 수 있다. 혈류가 많아지면 생기는 **편두통에는 목과 어깨를 따뜻하게 하지 말고 차갑게** 해야 한다. 반대로 **스트레스성 두통에는 목과 어깨를 따뜻하게** 해서 혈류를 부드럽고 편하게 해야 한다. 이 두 가지 방법을 잘 기억해두길 바란다.

다만, 어느 쪽 경우든 '아직 두통은 없지만 목과 어깨에 결림이 있다.'라고 느낀다면 바로 '15초 척추체조'를 하길 바란다. 목과 어깨 결림을 풀어 자세를 바르게 하면 두통은 쉽게 생기지 않는다.

생각지도 못한 두통의 근원지

최근 두통을 호소하는 사람들이 많아지고 있다. O씨는 10대 때부터 두통을 앓았다. 한 달에 몇 번은 토할 정도로 통증이 있다거나 서 있지도 못할 정도로 두통에 힘들어했다. 뇌혈전이 걱정되는 증상이었지만 두통 관련 병원에 다니고 있었고 엑스레이 검사에서도 별다른 이상은 발견되지 않았다.

병원에서의 치료는 진통제 처방과 몸에 부담이 가지 않을 정도의 물리치료가 다였다. 그러던 어느 날 30년이나 달고 사는 이 두통이 혹시 몸이 틀어져서 생긴 것은 아닌지 생각하고 나를 찾아오게 되었다.

두통이 있는 사람의 골반은 반드시 문제가 있다. O씨는 초등학생 때 타고 있던 자동차 뒷좌석이 다른 차에 들이받혔던 경험이 있었다.

똑같은 두통을 앓고 있던 다른 환자의 경우도 20년 전에 자전거를 타다 넘어져 엉덩이를 다친 적이 있었다.

그리고 편두통을 앓고 있던 또 다른 환자는 30년 전 이야기이긴 하지만 초등학생 때 콘크리트로 된 담장 위를 걷다가 떨어져서 다친 경험이 있었다.

　두통을 앓고 있는 사람들은 이와 같이 골반을 크게 다친 경험이 반드시 있다. 두통이야말로 '15초 척추체조'가 필요하다.

　척추의 움직임이 좋아지면 골반과 머리부터 변화가 생기기 때문이다. 여기에 좌골 굴리기 체조(86쪽 참고)를 같이 하면 더 효과적이다.

무릎통증을 없애는 15초 척추체조

무릎은 왜 고치기 어려운가

70대가 되면 무릎이 나빠지는 사람이 굉장히 많다고 생각되지 않는가? 지팡이를 짚고 걷는 여성의 대부분은 무릎이 아파서일 것이다. 매주 주사를 맞고 매일 마사지를 받아도 좀처럼 낫지 않는다. 무릎통증은 왜 낫기 어려운 것인가? 그 이유는 **틀어진 허리가 고쳐지지 않아서**이다. 허리가 틀어져 있으면 한쪽의 골반이 앞으로 기울어져 무릎관절이 똑바로 앞을 보고 있지 않기 때문에 무릎이 비틀어진다.

무릎은 체중 부담의 균형을 잡아주는 두 개의 뼈로 발목에 그 힘을 분산시켜 부드럽게 걷게 해주는 역할을 한다.

무릎관절은 넓적다리의 굵은 뼈 하나가 두 개의 가느다란 종아리뼈와 정강뼈로 나뉘는 부분에 위치해 있다.

여기서 두 개의 가느다란 뼈는 다시 다리관절에 연결되

는 5개의 발가락에 체중을 분산시킨다. 이런 복잡한 움직임을 통해 우리 몸은 서고 걷고 달릴 수 있는 것이다.

결과적으로 이 두 개의 뼈에 에너지를 균형 있게 분산시키지 않으면 무릎 안쪽이 아파지거나 바깥쪽이 아파지는 것이다. 그러는 사이에 발목의 움직임은 더 나빠져 무릎통증을 유발시킨다.

골반에 있는 천장관절이 중요하다

'15초 척추체조'로 골반 균형을 맞추는 것이 우선 무릎 치료의 시작이다. 그 후에 제일 문제가 되는 것이 천장관절이다. 천장관절은 고치기가 매우 어려운데 무릎통증이 좀처럼 회복되지 않는 원인이기도 하다.

이 관절은 수기 치료사에게도 매우 어려운 부분이다. 매일 셀프 트레이닝 할 것을 추천한다.

셀프 트레이닝 방법으로 개구리 다리 체조를 소개하겠다.

■ 개구리 다리 체조

1 엎드려 눕는다.

2 오른쪽 무릎을 허리 높이만큼 올린다.

3 들어올린 무릎을 허리 쪽에 갖다 대고 오른쪽 허리를 바닥에서 띄운 후 10초간 유지한다.

1번으로 다시 돌아가 30회를 1세트로 실시한다. 그 다음으로 왼쪽도 똑같이 반복한다. 하루에 한 번 실시한다.

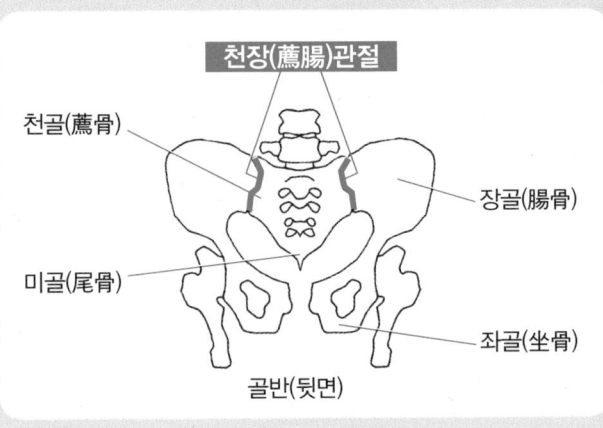

개구리 다리 체조

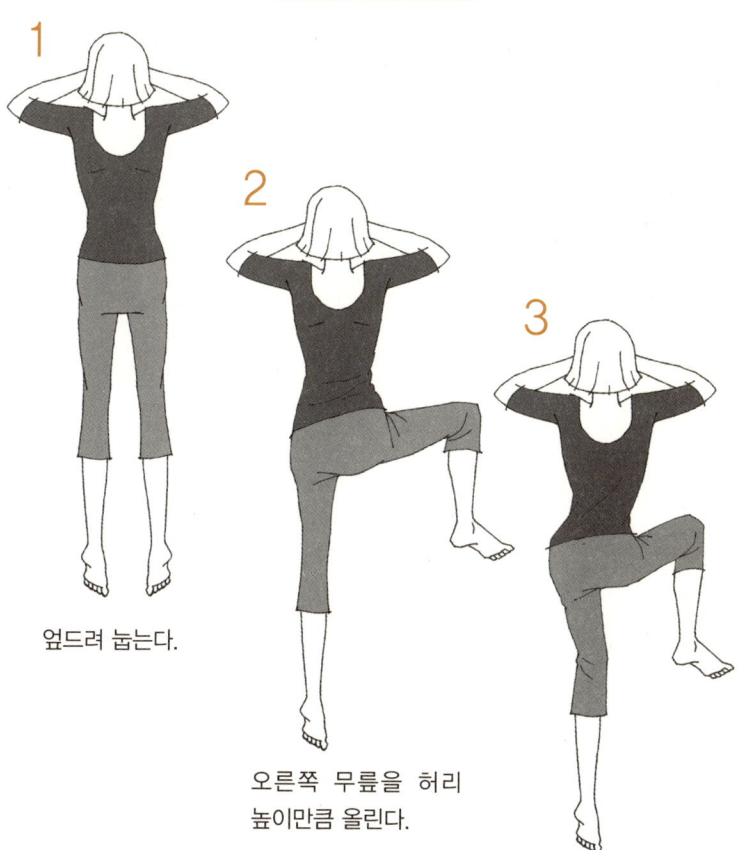

엎드려 눕는다.

오른쪽 무릎을 허리 높이만큼 올린다.

1번으로 돌아가 30회를 1세트로 실시
다음으로 왼쪽 발로 똑같이 반복
하루에 한 번

무릎을 허리 쪽에 갖다 대고 오른쪽 허리를 바닥에서 띄운 후 10초간 유지한다.

눈을 좋게 하는 15초 척추체조

손발 움직임은 눈도 좋아지게 한다

안구건조증, 노안, 백내장, 비문증 등 눈과 관련된 많은 병이 있다. 이 모든 증상은 **경추가 틀어졌기 때문**에 발생하는 것이다. 척추에 완만한 S자 만곡을 만들어 경추를 교정하면 눈에 관한 병도 좋아질 것이다.

또한 '15초 척추체조'를 하면 두개골과 경추가 이어지는 부분인 두경관절도 자극이 되어 머리가 편해진다.

치매 예방을 위한 체조에는 팔을 위로 쭉 펴는 동작과 발뒤꿈치로 서는 동작이 반드시 포함되어 있다. 손발의 움직임이 목과 머리에 영향을 준다는 건 증명되었기 때문에 '15초 척추체조'는 치매 예방에도 도움이 된다.

나이를 먹으면 귀도 잘 들리지 않고 눈도 나빠지는 등 노화가 찾아오는데 결국 노화란 머리가 딱딱하게 굳어서 그런 것이다. 눈뿐만 아니라 사고와 몸의 움직임에도 노화가 오지 않기 위해서 '15초 척추체조'를 해보길 바란다.

제 **4** 장

늙지 않는 몸을 만드는 15초 척추체조

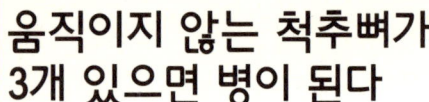
움직이지 않는 척추뼈가 3개 있으면 병이 된다

척추는 매일 체조하라고 말하고 있다

앞장에서도 설명했지만 병에는 그 병 특유의 자세가 만들어진다. 위가 아프면 등을 둥글게 말거나 머리가 아프면 머리를 감싸 쥐는 자세가 된다. 그리고 무릎이 아프면 무릎을 감싸며 허리를 굽히고 걷게 되며 허리가 아프면 무릎을 굽히며 걷게 된다.

내장 역시 아픈 부위에 따라 자세가 달라진다. 고혈압인 사람은 목과 등을 이어주는 근육이 뭉쳐 있으며 오른쪽 어깨가 올라가 있다. 방광염인 사람은 허리가 틀어져 있어 방광의 좌우 한쪽이 허리 앞으로 밀려나와 있다. 또한 당뇨병인 사람은 왼쪽 어깨가 올라가 있으며 위가 약한 사람은 허리와 견갑골 사이를 재보면 왼쪽이 넓고 오른쪽이 좁으며 허리 뒤가 팽창되어 있다.

자율신경은 척수에서 나오는데 몸 안을 순환하며 내장

과 혈관의 움직임을 규제해 몸을 정리해주는 신경으로 모든 내장, 혈관 그리고 분비물을 다스린다. 사람은 스스로 혈관과 내장을 자유롭게 다스릴 수 없다. 우리의 의사와는 관계없이 자율신경이 대신 움직이는 것이다. 그래서 자연스럽게 위가 움직이고 심장이 움직여 사람은 살아갈 수 있는 것이다.

병에 걸리면 그 병이 자율신경을 타고 척추의 겨드랑이 부분에서 뻗어나와서 척추 주변의 근육을 꼬아 척추를 틀어지게 만든다.

자율신경에는 교감신경과 부교감신경이라는 정반대의 기능을 하는 두 개의 신경이 있는데 어느 쪽이 우위에 있는지에 따라 내장의 움직임이 제어된다.

이 두 개의 신경 중 한쪽이 너무 강해버리면 근육이 긴장하거나 이완해버려 척추를 틀어지게 만들기 때문에 몸이 나빠지는 것이다.

나와 같은 신체균정사의 업무는 먼저 척추를 보고 자세를 보고 몸 상태를 꼼꼼히 살펴 틀어진 척추를 교정해 몸을 다시 건강하게 만드는 일이다. 매일매일 척추를 보며 지낸다고 할 수 있다.

몸이 아프다고 약물에만 의지해서는 회복될 수 없다. 약을 먹으면서 척추를 교정하면 약의 효과가 더 좋다.

약 먹을 정도는 아니지만 몸 상태가 안 좋다고 느끼는 경우에는 반드시 '15초 척추체조'로 허리를 교정하길 바란다.

스스로가 몸의 어디가 불편한지를 깨닫고 신체의 면역력을 높이자.

움직이니까 사람이다

몸이 아프면 척추뼈 하나하나가 딱딱해지는데 이 상태를 '움직이지 않는 뼈'라고 한다. 이렇게 **움직이지 않는 뼈가 3개 이상이 되면 진짜 병에 걸려 있는 상태**인 것이다. 그 뼈에서 뻗어나오는 자율신경이 담당하고 있는 영역의 내장이 안 좋은 것이다.

척추는 내장의 모습을 담아주는 거울과 같다. 움직일 수 없게 된 척추, 오른쪽 혹은 왼쪽으로 틀어진 척추, 휘어진 척추를 고치지 않으면 병은 고칠 수 없다.
병에 걸린 사람은 척추 전체가 딱딱해져 있다.

'15초 척추체조'를 한 번 해본 것만으로 효과가 바로 나올 수는 없지만 매일같이 지속한다면 점차 나아질 수 있다. 자신의 몸이 변해가는 것을 실감할 수 있을 것이다.

인간은 동물이다. 이 말 그대로 인간은 움직이기 때문

에 살아 있는 것이다. 몸만 단순히 움직이는 것이 아닌 혈관, 림프, 에너지, 감정도 움직여야 사람이라고 할 수 있다.

우선은 척추의 움직임을 먼저 되찾도록 하자.

'15초 척추체조'는 간단한 체조이다. 이것조차 하기가 힘들다면 누워 있는 채로 양다리를 들어 머리 쪽으로 젖혀 한번에 완화시키면 혈류를 높일 수 있다.

혈액을 잘 흐르게 하려면 발끝을 많이 움직여야 효과가 있다. 그리고 혈류가 좋아지면 면역력이 높아진다.

혈압과 내장의 고장을 고치는
15초 척추체조

성큼성큼 걸을 수 없게 된다면

고혈압이 되면 목과 등을 연결해주는 근육이 뭉친다. 그리고 오른쪽 어깨가 높이 올라가 거북목이 된다. 흉추 1번이라고 불리는 목과 등의 경계에 있는 뼈가 미묘하게 커져 돌출되는 것이다.

이 부분에 문제가 생기면 요추 5번인, 척추와 골반을 이어주는 부분의 움직임이 나빠져서 제대로 걸을 수 없게 된다. 또한 다리를 잘 벌릴 수도 없게 된다.

고관절에도 이상이 생기는데 고혈압은 왼쪽 다리의 고관절이, 저혈압은 오른쪽 다리의 고관절이 딱딱해져 벌리기 힘들게 된다. 고혈압이든 저혈압이든 어느 쪽이든 성큼성큼 큰 걸음걸이로 걸을 수 없게 되는 것이다.

평소에 두 다리를 좌우 양쪽으로 일자로 벌리는 연습을 해보도록 하자. 다리를 많이 움직이고 '15초 척추체조'를 하면 혈압이 안정된다.

부정맥, 협심증과 같은 심장환자는 처음에는 다 새우등에서 시작되었다. 걸을 때 발뒤꿈치 중심으로 걷고 장딴지가 딱딱해지는 특징이 있다. 이 때문에 목빗근이라는 목의 측면에 있는 큰 근육이 딱딱해지는 것이다.

신체균정법에서는 위와 같은 증상은 발 뒷면, 아킬레스건, 대요근 그리고 목빗근을 교정해 치료한다. 결국 발뒤꿈치 중심으로 서는 것을 교정해 만곡을 되찾아주는 '15초 척추체조'로 전부 교정하는 것이다.

소화기관이 안 좋은 사람들에게

위장염, 위궤양, 신경성 위염, 위암, 담석, 지방간, 위팽창 이 모든 소화기관에 관련된 병은 몸이 틀어져 있기 때문에 생긴다.

소화기관 불량은 위아래가 틀어져서 생기는 증상이라고 할 수 있다. 좌우 한쪽이 위로 올라가는 것이다. 몸의 우반신이 위로 올라갔다거나 반대로 좌반신이 올라갔다거나 하는 것이다.

이럴 경우 척추가 요추 2번에 부담을 줘서 견갑골 주변의 척추가 뒤로 굽어져 새우등이 된다.

또한 소화기관이 나쁜 사람은 어깨 결림도 있다. 소화기관이 불량일 때 나타나는 특유의 척추 자세를 고치면 소화기관 관련 병이 좋아지며 어깨 결림도 없어진다.

'15초 척추체조'를 할 때 특히 몸의 옆구리 라인을 쭉 펴도록 주의를 기울이며 해보자. 그리고 **양손을 위로 올리고 나서 천천히 좌우로 2번씩 옆으로 쓰러뜨린 뒤 등을 늘려보자.**

매일 지속하면 몸이 좋아질 것이다.

눈과 귀 그리고 마음을 고쳐주는 15초 척추체조

노안 대책에도 효과

안구피로, 안구건조, 노안이 되는 이유는 목과 경추가 틀어졌기 때문이다.

'15초 척추체조'로 완만한 S자 만곡을 만들어 특히 요추 1번과 5번의 틀어짐을 의식해 천골의 움직임을 좋게 하면 경추는 연쇄적인 효과로 바로 고쳐질 수 있다.

눈의 피로는 일할 때의 자세와도 관계가 있다. **경추뿐 아니라 척추를 교정하면 몸 전체가 좋아져서 시력과 피로가 개선된다.** 노안이라는 노화를 일으키는 우리 몸의 기능저하가 전부 다 좋아질 수는 없지만 병을 가볍게 할 수 있으며 진행을 늦출 수 있다.

"노안용 안경을 이제 사야겠어."라고 말했던 사람이 '15초 척추체조'를 하고부터는 눈이 잘 보이게 되어 "노안용 안경을 아직 사고 있지 않다."라고 하는 사례가 많이 있기 때문에 몸이 좋아지면 여러모로 편해지는 것이다.

이명을 없애기 위해서는

한방의학에서는 이명을 '콩팥의 병'이라고 한다. 치료하기 위해서는 신장을 강화시켜 독소를 배출시키라고 말하지만 신장은 노화와 함께 기능이 저하되는 것이기 때문에 우리가 어떻게 할 수 없는 문제이다.

큰 병이 아니라면 어느 정도의 이명은 신경 쓰지 않을 수도 있지만 몸의 틀어짐을 교정하는 것만으로도 이명을 상당히 줄일 수 있다.

귀에 관련된 질환을 앓는 사람은 아킬레스건이 두꺼워지고 겨드랑이 밑이나 배꼽 밑이 딱딱해지는 증상이 있다. 그리고 무엇보다 수분대사가 좋지 않은데 그 이유는 요추 5번의 움직임이 나쁘기 때문이다.

귀 질환 역시 '15초 척추체조'로 고쳐보자. **추가적으로 겨드랑이 아랫부분 마사지와 배꼽 뜸을 추천한다.**

미각장애에도 큰 효과

미각장애에는 아연제 복용을 많이 추천하는데 **경추 3**

번의 틀어진 부분을 고치면 금방 나을 수 있다.

경추 3번만 정확히 딱 집어올려 고치기는 어렵기 때문에 '15초 척추 체조'로 틀어진 부분을 교정해 경추에 파급 효과가 일어나도록 하자.

빠른 효과가 나타날 것이니 시험해 보길 바란다.

어지럼증이 사라진다

빈혈성 어지럼증이 있는 사람은 '15초 척추체조'를 통해 호르몬과 적혈구의 안정을 취하도록 하자. 흉추 8번과 10번의 움직임이 좋아지면 혈액의 상태도 좋아진다.

이석증의 어지럼증(양성발작성 두위현훈증, 내이 안의 오래된 이석이 반고리관에 들어가서 유발되는 어지럼증)은 신체균정법에서는 한쪽 손을 위로 올려 흔들면서 그 손을 쳐다보는 머리 각도를 유지하면 이석이 움직여 좋아진다고 다루고 있다.

'15초 척추체조'를 할 때 위로 올린 양손을 바라보며 동작을 하도록 하자.

잘만 한다면 한 번의 체조로 이석이 또르륵 하고 제자리로 돌아갈 수 있지만 그 한 번이 오늘일지, 일주일 뒤가 될지 혹은 3개월 뒤가 될지는 알 수 없는 일이다. 그러나 이 체조로 치료된 사람이 몇 명이나 있기 때문에 기대하는 마음을 가지며 '15초 척추체조'를 해보길 바란다.

목 관련 질환 고치기

인두염은 발목의 움직임을 고쳐야만 나을 수 있다. **안쪽 복사뼈를 누르면 아픈 부분이 있을 것이다.** 이 부분을 문질러 통증을 없애줘야 한다.

편도선이 안 좋은 사람은 부어 있는 편도 부분과 같은 쪽의 손목이 꺾이지 않는다. 손목을 천천히 꺾어주면서 움직임을 좋게 해야 한다.

'15초 척추체조'에는 발목 교정과 손목 교정의 효과가 있기 때문에 인두염과 편도선염이 있다면 시험해 보길 바란다.

신장염과 방광염 고치기

신장염에 걸리면 두 개의 신장 중 한쪽의 기능이 저하되어 허리가 틀어지게 된다. 방광염도 골반이 틀어져서 발생하는 것이다. 그래서 그 틀어짐이 방광을 압박해 소변이 나오기 힘들고 허리까지 틀어지게 만든다.

이렇게 되면 허리근육이 뭉치면서 허리를 삐끗한 것 같은 통증을 느끼게 된다. **걸을 때 치마가 빙글빙글 돌아간다면 각별한 주의가 필요하다. 오후가 되면 발이 붓는 사람도 주의가 필요하다.**

이 증상에는 '15초 척추체조'와 좌골 굴리기 체조(86쪽 참고)를 같이 하면 좋다.

생식기 질환을 치료하려면

자궁근종, 자궁내막증, 난소낭종 등 생식기에 문제가 있는 사람은 흉추 11번이 틀어져 있기 때문이다.

이 뼈는 척추만곡의 중심이 되는 뼈인데 약간만 틀어져도 등 쪽으로 돌출되어 있어 크게 보일 때가 있다. **여성 호르몬에 이상**이 생기면 이런 상태가 되는데 움직임이 나쁘고 아주 딱딱하다.

여기에는 '15초 척추체조'가 매우 효과적이며 엎드려서 하는 흉추 11번 체조(88쪽 참고)도 같이 하면 좋다.

또한 '15초 척추체조'를 하면 기울어진 골반을 교정할 수 있기 때문에 자궁후굴증(자궁이 정상보다 지나치게 뒤쪽으로 기울어진 상태)이 있는 사람에게도 큰 효과가 있다.

자궁 움직임이 좋아지면 생리통도 없어지고 임신 준비

에도 도움을 준다. 여기에 흉추 11번 체조도 같이 하면 훌륭한 임신 준비가 될 것이다.

생리통 약을 의지하지 않는다

생리통은 천골이 틀어지고 딱딱해지면 생긴다. 원래 생리를 할 때는 아프지 않은 것이 정상이다. '15초 척추체조'로 천골이 부드러워지고 틀어짐이 고쳐져 생리통이 없어져서 기쁘다는 환자들이 많다.

"생리통은 어쩔 수 없다."라고 포기한 여성들이 의외로 많다는 사실에 놀랐다. "약을 먹으면 괜찮아."라고 이런 상태를 개선하려고도 하지 않는 태도는 문제가 있다. 약을 먹는 것 자체가 문제라고 생각하고 골반을 고치도록 노력해 보자. 심한 생리통을 방치하면 출산할 때도 힘이 들고 자궁내막증 같은 병에도 걸릴 수 있다.

통증은 어쩔 수 없는 것이 아니다. 약을 먹지 않아도 괜찮도록 당장 '15초 척추체조'를 시작하자.

정신적으로 힘들 때 제일 필요한 운동

여러분이 지금 정신적으로 힘들다면 반드시 척추만곡

에 이상이 생겨서이다. **머리의 피로가 척추를 딱딱하게 만들고 그래서 더 머리를 피곤하게 만들어버리는 연속의 반복인 것이다.**

만곡이 적으면 몸을 움직일 때마다 발바닥의 자극이 직접적으로 머리로 전달되어 머리가 피곤하고 발가락 끝에 무게중심이 실리게 된다. 이런 상태인 사람은 항상 안절부절못하며 초조해한다. 그리고 과호흡도 온다. 반대로 만곡이 너무 많으면 무게중심이 발뒤꿈치에 실리며 머리가 멍하고 항상 졸려 아침에 일어나기 힘들게 된다. 또한 우유부단한 성격이 되고 이유 없는 공포심에 휩싸이기도 한다. 그리고 깊은 호흡을 하기도 힘들다.

위와 같은 증상이 있는 사람은 '15초 척추체조'를 할 때 호흡을 정성스럽게 깊게 하면 효과가 상승되기 때문에 하루에 몇 번이라도 체조를 하는 습관을 들이자.

또한 좌골 굴리기 체조(86쪽 참고)도 같이 하면서 골반을 부드럽게 만들어보자.

젊은 몸을 유지하자

이게 나라고?

유리창에 비친 자신의 모습을 보고 놀란 적은 없는가?

혹은 사진에 찍힌 자신의 모습을 보고 경악한 적은 없는지?

등이 둥글게 말려 있다거나 눈 아래가 처져 있다거나 팔자주름이 접혀 있다거나 기미가 생겼다거나 하는 모습 때문에 말이다.

위와 같은 경험이 있다면 자신의 척추를 살펴보자.

노력 없이 좋은 자세를 유지할 수 있는 나이는 30대가 마지막이다. 원래 자세가 좋았다 하더라도 아랫배가 나오기 시작하고 목에 선명한 주름이 생겼다면 척추의 만곡이 강해져 척추가 틀어지고 있는 것이다.

40대가 되면 몸이 건조해져서 머리도 잘 안 말려지고 다이어트를 해도 큰 효과가 없는데 이것 역시 척추와 관계가 있다.

큰 병에 걸리면 척추가 굽는다. 그리고 병이 나아도 척추를 펴지 않으면 60살이 됐을 때 주름 가득한 할머니가 되어 버린다.

"60살 넘으면 다 노인이지."라든가 "60대가 되든 70대가 되든 사람따라 다 다르지."라는 말을 우리는 주변에서 자주 듣는다. 확실히 그 말 그대로이다. 실제로 70살이어도 60살로밖에 보이지 않는 사람이 많이 있다. 어떻게 봐도 80살은 넘은 것 같아 보이는데 70살도 안 된 사람도 있다.

고급화장품 이상의 효과

젊음을 유지하는 방법은 고급화장품을 사용하며 피부나 머리에 돈 들이는 것이 아니다. 중요한 건 척추이다.

척추만 제대로 정렬되어 있으면, 한마디로 척추에 완만한 S자 만곡만 있으면 대사기능이 좋아져 골반 틀어짐도 없어지고 젊은 체격 그대로 유지할 수 있는 것이다.

척추는 많은 근육들의 균형으로 유지되고 있다. 심층부 근육, 표면근육, 관절부위, 손목근육 등 여러 신경섬유가 서로 연결되어 균형을 잡고 있는 것이다.

척추에 유연하고 완만한 S자 만곡이 있어야만 혈액, 림프 그리고 내분비기관의 흐름이 매끄러워져 '서다', '움직이다', '굽히다'라는 동작이 문제없이 가능해지는 것이다.

사람이 노화되면 척추만곡은 반드시 흐트러지게 되어 있다. 사람에 따라 만곡이 많아질 수도 있고 적어질 수도 있지만 노화가 되면 공통적으로 척추만곡에 이상이 생긴다.

고집이 세진 것 같다고 느껴진다면

더 이상 마음이 설레지 않는다

자신보다 나이 많은 사람과 대할 때면, '왜 이렇게 고집이 센 거야?' 혹은 '왜 했던 말을 하고 또 하고 하는 걸까?' 하고 생각해 본 적은 없는가?

그렇다면 여러분 자신은 어떠한가?

최근 들어 마음이 설레는 일이 없어지지는 않았는가? 영화 보러 나가느니 차라리 집에서 자고 싶다거나 새로운 일에는 흥미가 없다거나 하는 것 말이다. 이렇게 느꼈다면 요주의가 필요하다. 이때 바로 고집이 세지기 시작하기 때문이다.

척추에 만곡이 적어지면 요추가 딱딱해져 천골이 굳어진다. 이렇게 되면 후두골이 딱딱해지는 것이다. 결국 머리가 딱딱해지면 고집에 세지고 마음이 설레지 않게 된다.

요추가 딱딱하면 움직임이 뻣뻣해진다. 그럴 경우 머리

역시 영향을 받아 유연한 사고가 힘들어지는 것이다.

회사 사장님이라고 생각하고 한번 가정해 보자. 몸은 일자척추로 허리가 일자로 뻗어 있지만 양복을 입으면 말쑥하고 권위 있어 보여 매우 멋있다. 그리고 의자에 앉아 있는 모양새도 당당하다. 그러나 몸은 틀어져 있기 때문에 이 상태에서 고개를 앞으로 숙이는 것은 힘들다. 그리고 살짝 화난 것 같은 인상이기도 하다. 자신의 의견만을 고집하지는 않는지 주의가 필요하다. 이런 자세는 척추관협착증이나 좌골신경통에 걸리기 쉽다.

머리가 피로해지는 이유

척추에 완만한 만곡이 적어지면 요추 1번이 딱딱해진다. 그럴 경우 몸 안의 관절 부위가 딱딱해진다. 손목관절은 물론 어깨도 잘 안 올라간다. 고개도 꺾기 어려워지며 허리도 굽히기 어렵다. 몸의 유연함이 없어지는 것이다. 근육도 당연히 딱딱해진다. 이런 증상은 결과적으로 머리를 피로하게 만든다. 혈류도 나빠져서 머리가 피곤해져 두개골도 긴장 상태가 되어 멍해진다. 머리가 지끈지끈거리며 피로가 심해지면 환각까지 보일 수 있다. '요추 1번의 특징은 악몽을 꾸는 것이다.'라고 신체균정법에서는 말하고 있다. **잠을 자도 일어나 있어도 피곤함이 풀리지 않는 막막함을 느낄 수 있다.**

우유부단한 것 같다고 느낀다면

낮잠의 경고

지금 뭘 하고 있었는지 기억이 안 난다거나 그저 집 안을 왔다 갔다 하며 돌아다닌다거나 약속 시각을 잊어버렸다거나 하지는 않는가? 혹은 이유 없이 멍하게 있지는 않는가? 결단력이 부족해 우유부단해져 있지는 않는가? 위와 같은 증상이 있는 사람은 주의가 필요하다.

'숫자를 잘 기억할 수 없다', '건망증이 많아졌다', '항상 졸려 낮잠을 자고 싶어진다' 등 이런 증상이 많아지면 여러분의 서 있는 자세를 확인하길 바란다.

새우등인 자세로 걷는다거나 걸을 때 무릎 간의 간격이 벌어지지는 않는가?

허리가 둥글게 말리면 앞을 볼 때 턱을 내밀지 않으면 보이지 않게 된다. 그리고 목빗근이 긴장해 목이 잘 움직여지지 않아 기침이 심해지면서 음식을 삼키는 것도, 씹는 힘도 약해지게 된다. 나이를 먹으면 음식을 먹을 때

잘 체하게 되는 것도 이 때문이다.

척추에 만곡이 너무 강해지면 골반이 뒤로 기울어져 골반 안의 근육이 틀어지고 몸에 살이 빠져도 아랫배에만 지방이 붙어 배가 나오게 된다. 또한 부종과 수족냉증도 생기기 쉽다. 그리고 성큼성큼 걷기가 힘들어지기 때문에 발을 들기 어려워 바닥의 돌부리나 못 등에 걸리기 쉬워진다.

치매 징후

척추에 만곡이 너무 많으면 요추 5번이 딱딱해져 몸 안의 관절 부위가 느슨해진다. 요추 1번의 경우와는 반대로 **손목관절, 무릎관절, 고관절이 잘 조여지지 않는 것이다.**

관절이 조여지지 않으면 몸의 순환, 혈액, 림프 등 기의 흐름이 나빠진다. 그래서 멍해지는 것이 치매의 징후이다.

척추에 S자 만곡을 계속 유지해서 늙지 않는 몸을 만들자.

척추 힘으로 젊음을 되찾자

얼굴 주름은 이제 안녕

팔자주름이나 얼굴에 있는 주름은 얼굴과 관계하는 것처럼 보이지만 사실은 척추에 만곡이 너무 많아서 생기는 것이다. 한마디로 골반 내의 근육이 없어져 S자 만곡이 유지되지 않아서이다. 특히 갱년기가 지난 여성은 자궁과 난소가 약해져서 골반근육이 한번에 없어진다. 복부의 근육이 늘어지고 지방이 쌓여 있어 몸은 말랐어도 아랫배만 나오는 증상 역시 척추에 만곡이 너무 많이 있는 상태이기 때문에 생기는 것이다.

신기하게도 이런 증상을 가진 사람은 팔자주름이 생기고 얼굴에 주름이 많아져간다. 그리고 배가 늘어지고 비뇨기관과 신장기능이 약해진다. 수분대사 또한 나빠지기 때문에 피하에 림프가 축적되어 마치 불독과 같은 얼굴이 되어버리는 것이다.

이럴 때는 몸 안에 수분이 순환되도록 만들어야 한다.

그렇게 하면 얼굴 주름뿐만 아니라 허벅지가 맞닿았을 때 까칠까칠하다거나 등이 까칠거려 셔츠를 입으면 가려워진다거나 하는 증상이 없어진다.

'15초 척추체조'를 통해 유연한 S자 만곡을 되찾아 팔자주름과 작별하자.

추가적으로 대퇴이두근과 햄스트링 그리고 복근의 힘을 강화시킬 필요가 있는데 여기에는 와이드 스쿼트(100쪽 참고) 체조를 하면 효과적이다. 그리고 **팔자주름을 없애려면 혀로 잇몸마사지를 해주면 좋다.**

척추를 통해 달라지는 얼굴

최근 얼굴이 커졌다고 느낀 적은 없는가? 이 증상은 골반 틀어짐이 원인이다. 미용실 거울에 비춰진 자신의 얼굴에서 유독 사각턱이 두드러져 보인다거나 광대가 돌출된 것 같은 느낌을 받은 적이 있을 것이다. 또한 스냅사진을 볼 때 내 모습이라고는 믿기지 않을 정도로 큰 얼굴에 놀란 적이 있을 것이다. 이런 현상은 척추에 만곡이 너무 많아져서 생기는 척추의 노화로 인한 것이다.

사각턱 발달과 장골(엉덩뼈)돌출은 서로 연관되어 있다. 옛날에는 이 정도로 배가 안 나왔었는데 나이 먹으니 허리둘레가 이만큼이나 두꺼워졌다며 거울을 본다면, 허리 뿐만 아니라 턱 또한 사각모양으로 각이 져 뼈가 두드러져 보일 것이다.

얼굴이 변한 것은 척추가 변했기 때문이다. 척추의 상태를 교정하면 얼굴 또한 회복되니 안심해도 된다.

서 있는 자세가 바르고 아름다워지면 얼굴도 작아진다.

근육은 언제든 변화시킬 수 있는 조직이기 때문에 벌써 포기하는 것은 이르다.

'15초 척추체조'를 통해 척추에 유연한 S자 만곡을 되찾자.

하체 비만은 NG

하체 비만은 몸은 말랐는데 배꼽부터 그 아래로 점점 살이 쪄 아랫배도 처져 있는 상태인데 여자든 남자든 그 형태는 똑같다. 이것은 내장을 지탱하고 있는 근육이 쇠약해지고 처지면서 골반을 더 이상 지탱하지 못해서 생기는 것이다. 미용적인 면에서도 보기 좋지 않지만 **내장지방이 쌓이기 쉽기 때문에 성인병에 걸릴 수 있다.**

하루에 조금의 노력만 기울여도 예방할 수 있기 때문에 일찌감치 '15초 척추체조'를 시작해 바른 자세를 갖도록 하자.

여기에 추가적으로 근육 만들기 체조도 필수이다. 와이드 스쿼트와 수평 균형잡기 체조(96쪽 참고)를 같이 해보자.

체중이 줄지 않는 이유

여러 가지 종류의 다이어트를 해봐도 체중이 줄지 않는 경우가 있다. 20대 때는 식사 제한만 해도 1~2kg은 바로 빠졌다거나 한 정거장 정도 걸어가는 것만으로도 체중이 줄거나 했었는데 말이다. 그런데 지금은 아무것도 먹지 않았는데도 체중변화가 없거나 오히려 운동을 할수록 체중이 느는 신기한 현상을 경험하기도 한다.

이러한 현상은 대사기능의 노화로 인해 일어난다. 20대 때는 대사기능이 활발하지만 그 지속력은 짧다. 척추에 완만한 만곡이 적어지고 무게중심을 발뒤꿈치에 두고 서 있게 되면서 자신도 모르는 사이에 서 있는 자세가 젊었던 시절과는 많이 달라져 있는 것이다.

우선은 대사기능을 활성화시켜야 한다. 척추에 완만한 만곡을 만들어 '15초 척추체조'를 하면서 다시 여러 가지 다이어트를 시도해 보자.

새우등에 어울리는 옷은 없다

자세를 보면 나이가 보인다

주변의 연배가 있던 세상을 떠난 지인을 떠올려볼 때 유독 그 사람이 나이보다 늙어보였다거나 하지는 않았는가? 뒷모습에 깜짝 놀랐다거나 인파 속에서 알아보기 힘들었다거나 하는 것 말이다. 눈이 아무리 나빠도 늙는 것은 속일 수 없다.

자세를 보면 그 사람을 알 수 있다고 자주 말한다. **자신도 모르는 사이에 노화는 진행되고 있으며 그 상태는 척추에 나타나 있다.**

한편 옷을 잘 입기 위해서는 그 옷에 어울리는 체형이 있다. 그러나 새우등에게 어울리는 옷은 없으며 다리근육이 있으면서 엉덩이가 올라가 있지 않으면 하이힐은 신을 수 없다.

자세를 좋게 하기 위해서는 척추에 완만한 만곡을 만들어주는 근육을 키워야 한다. 헬스장에서 매일같이 운동하지 않아도 혹은 매일 만보를 걷지 않아도 자세는 교정될 수 있다.

장래에 운동선수가 되고 싶은 것도 아니고 지금부터 더 늙지 않게 하려고 하는 것뿐이라면 바른 척추를 유지하게 해주는 '15초 척추체조'를 하면 되는 것이다.

무릎 간격을 체크하자

양다리를 쭉 펴고 붙이고 섰을 때 무릎 간격이 얼마나 벌어져 있는지 확인해 보자. 벌어진 무릎이 잘 붙여지지 않는다면 척추에 만곡이 적고 골반이 뒤로 기울어져 있어 대전자(넓적다리 상부에 튀어나와 있는 돌기)의 위치가 뒤쪽으로 돌아간 상태이기 때문이다.

이렇게 되면 **하체에 살이 잘 붓고 부기가 심해진다.** 그리고 고령이 되면 무릎통증을 일으키기 쉽다.

이 증상 역시 '15초 척추제조'가 반드시 필요하다.

스무 살의 배꼽 위치는 허리 라인에 있다

스무 살인 사람의 배꼽은 허리 라인의 제일 가느다란 부분에 위치하고 있다. 그러나 척추가 굽어지고 내장이 밑으로 처지면 배꼽 위치도 처지게 된다. 나이를 먹으면 배꼽도 아래로 처지는 것이다. 이렇게 되면 장에 가스가 차올라 변비에 걸리기 쉽고 방귀도 자주 뀌게 된다.

나이를 먹을수록 '15초 척추체조'는 여러분을 지켜줄 것이다.

To 나에게

— 꼭 실천해야 할 건강 메모 —

To 나에게

— 꼭 실천해야 할 건강 메모 —

To 나에게

— 꼭 실천해야 할 건강 메모 —

■ 저자 약력

마츠오카 히로꼬(松岡博子)

후쿠오카 현 출생.
현재 아피아 균정원(均整院) 대표를 맡고 있으며 신체균정사협회 부회장이기도 하다. 신체균정법 학원에서 신체균정법을 배운 후 도쿄, 타카다노바바 그리고 소시가야오쿠라에서 치료원을 열었다. 스트레스와 신체적 불편함을 호소하는 많은 이들을 매일 치료하고 있으며 치료 성공률이 높은 것으로 유명하다. 그리고 신체균정법 학원 강사이기도 하다.

저서로는 《하루 1분! 골반 굴리기 다이어트》, 《하루 1분! 잘록하고 아름다운 엉덩이 다이어트》, 《간편하게 고치는 골반과 척추 틀어짐 교정법》, 《15초 골반 균정 다이어트》, 《몸을 고치는 힘을 길러주는 책》 등이 있다.

15초 척추체조로 모든 통증을 없앤다

초판 1쇄 인쇄 2018년 1월 20일
초판 1쇄 발행 2018년 1월 25일

발행인 박해성
발행처 (주)정진라이프
지은이 마츠오카 히로꼬
옮긴이 조은아
출판등록 2016년 5월 11일
주소 02752 서울특별시 성북구 화랑로 119-8, 3층(하월곡동)
전화 02-917-9900
팩스 02-917-9907
홈페이지 www.jeongjinpub.co.kr

ISBN 979-11-961632-3-5   *13510

- 본 책은 저작권법에 따라 한국 내에서 보호받는 저작물이므로 무단 전재와 복제를 금합니다.
- 이 도서의 국립중앙도서관 출판예정도서목록(CIP)은 서지정보유통지원시스템 홈페이지(http://seoji.nl.go.kr)와 국가자료공동목록시스템(http://www.nl.go.kr/kolisnet)에서 이용하실 수 있습니다. (CIP제어번호 : CIP2018001100)
- 파본은 교환해 드립니다. 책값은 뒤표지에 있습니다.